妇科各类炎症在妇科门诊最为常见，女性经、带、孕、产、乳等生理过程中，都会受到炎症的困扰，而且一些炎症会反复发作，造成女性不易受孕，甚至危害女性生命安全，是困扰女性身心健康的一大难题。

> 因此，
> 妇科炎症的治疗和预防
> 受到医患各界的关注。

本书从中西医结合的视角，向读者介绍妇科炎症的种类、发病情况、自查症状、诊断、治疗，特别是中医内治与外治相结合、全身与局部相结合、辨病与辨证相结合的特色治疗，以及在预防、保健等"治未病"方面的知识，倡导扶正祛邪，内外双修，中西医并重，以提高疗效、预防发病、减少复发。

序一

妇科炎症是女性内、外生殖器发生炎症的疾病,虽然包括了外阴、阴道、子宫、输卵管、卵巢、盆腔结缔组织等多种脏器和组织的炎性病变,但是有一个共同症状,即阴道分泌物增多。中医称之为"带下病"。

作为一种疾病,"带下"一词首见记载于《黄帝内经素问·骨空论》:"任脉为病,男子内结七疝,女子带下瘕聚"。《傅青主女科》从病因病机到辨证论治对"带下病"进行了非常详尽的描述。傅青主将"带下病"分为"白、青、黄、黑、赤"五色带下。傅青主认为,"夫带下俱是湿症",与脾、肾、肝的脏腑功能失常有关。所以,女性白带异常的病证,除了与外部感受自然环境里的湿邪——"外湿"有关,还与自身脏腑功能失调造成的"内湿"有关。因此,在中医防治妇科炎症性疾病时,不仅要考虑抵抗外邪,还要恢复脏腑正常功能。很欣慰,在本书中,作者积极传递了中医防治妇科炎症的"扶正祛邪"理念。

本书运用专业而又浅显的语言,从临床所见入手,向普通民众讲述各类妇科炎症的发病原因、自觉症状、临床诊断与鉴别诊断、并发症,中、西医治疗原则,就诊策略、临证验案、预防措施、调养措施等,并分列专项介绍中医药内治、外治及预防(治未病)的方法,较为系统、全面地向女性朋友进行了妇科炎症知识的普及。

徐莲薇是我的学生,我很高兴看到她能够在临床、教学、科研工作之余,进行妇科疾病的科普工作,深入浅出、中西医并重地解释妇科炎症,让女性朋友了解妇科炎症的发生、防治,乃至了解自己的身体状态,知道如何确定自己是否患有该种疾病,如何选择正确的治疗方

法,怎样调节饮食,怎样合理运动,以及日常生活中的注意事项和患病后的心理调整,从而活出健康、活出精彩!

"大医治未病",让患者知道未病先防、已病早治,是减少妇科炎症发病和并发症的最有效方法,也是切实落实"保护人民健康"理念的有效途径。

祝愿女性朋友平安健康!

全国名老中医药专家
全国中医妇科联盟首席专家
燕京医学流派主要传承人
首都国医名师

肖承悰

2021 年 9 月

序二

妇科炎症是个统称,包含多种疾病,是妇科的常见病症,这些疾病既有其共性,也有其个性,共性在于多以红、肿、热、痛为主症,故以"炎"冠之,因系女性所患,所以统称为妇科炎症。据统计,女性一生中至少发生过一次与女性性器官有关的炎症,严重影响广大女性的健康,可见妇科炎症对女性的影响重大。正因为如此,徐莲薇主任抓住这个伤及女性健康的主要病症,编写了《这本书帮你远离妇科炎症》,具有理论联系实际、中西医并重、科普性强的特点,确是正当时机,符合社会需要的。

徐莲薇是博士研究生导师、教授、主任医师,第五批全国老中医药专家学术经验继承人,上海市非物质文化遗产"陈氏妇科疗法"第五代代表性传承人,上海市中医药领军人才,上海中医药大学附属龙华医院妇科主任、妇科教研室主任。她师承众多名医,勤奋好学,吸取众家之长,善于总结,又有创新,参考借鉴了国内、外大量先进、前沿的资料,本书丰富的内容为佐证。

我阅读本书后认为观点鲜明,诊断明确,实用性强,能起到指导作用,如孕妇用药极为棘手,病家怕用药给胎儿带来不良影响,医生也怕出现事故不可收场,她明确指出滴虫阴道炎可用甲硝唑;真菌性阴道炎可用克霉唑;衣原体、支原体感染不能用四环素类药物,只能选用阿奇霉素、阿莫西林等,态度明确,医生可大胆给患者处方用药,病家可放心使用。

本书有两章专述了中医的基本理论,调和脏腑,养生保健,体现"治未病"的学术思想。尽管炎症只是局部病变,但也是全身免疫力下

降、抵抗力降低的反映，要整体调理，使五脏调和，抗病强身，维护女性的身体健康。《黄帝内经》云："正气存内，邪不可干"。人的身体强健、脏腑功能调和，则不会生病，但也应考虑到"邪之所凑，其气必虚"，如果人的脏腑功能失调，病邪就会乘虚而入，发生病变，故而古人强调："虚邪贼风，避之有时；恬惔虚无，真气从之；精神内守，病安从来。"这就要求当气候不正常或有害的致病因素侵袭时要避开，思想上重视，精与神持守于内，如此，疾病就不会发生，从而达到"阴平阳秘，精神乃治"的健康状态，这也充分体现了中医四时养生及"治未病"的预防保健思想，故中医有"上工治未病"的说法。

在历史的长河中，中医药在预防疾病、保障中华儿女身体健康方面起了极其重要的作用。本书深入浅出，通俗易懂，是一本科普性较强的图书，介绍了妇科常见的炎症性疾病，从病因、症状、诊断与鉴别诊断、并发症、中西医治则、就诊策略、预防措施、调养措施、认识误区、答疑解惑等方面给予了较详尽的阐述，相信本书付梓后会成为临床医生的参考书、广大病员的保健书。本书内容丰富，切实可用，将会取得较好的反响。

我阅读本书后受益匪浅，徐莲薇主任是同辈中的佼佼者，学习刻苦认真，尽管我们是师生之谊，她同样是我学习的榜样，相处多年，感触良多，无奈笔拙词穷，书难尽意，权以为序，不知当否，批评指正。

全国名老中医药传承导师
上海市非遗项目"陈氏妇科疗法"第四代代表性传承人
上海市名中医

2021 年 9 月

自序

妇科炎症是女性常见病，也是日常妇科门诊接诊量最多的疾病，其中，有很多是反复发作、反复感染的患者。很多患者并不把妇科炎症放在心上，使疾病不能得到早期确诊、积极治疗，造成慢性炎症迁延不愈，甚至向恶性方向发展，给生育能力、生活质量乃至生命安全带来很多困扰；也有一些患者过度担心，闻"妇科炎症"色变，过度治疗、过度清洁，反而破坏了阴道的"自净"功能，造成反复感染。

作为临床医生，看到这么多女性对妇科炎症缺乏应有的认识，也缺乏自我预防保健知识，加之各种不良生活习惯等，使原本可以获得有效治疗的妇科炎症病情加重、久治不愈，身体健康每况愈下，给正常的生活、工作带来极大的不便。因此，我写作《这本书帮你远离妇科炎症》，希望能给广大女性带来帮助。

本书以内、外生殖器相关炎症的诊断、治疗、预防为主线，向读者介绍外阴、阴道、子宫、附件等女性生殖器官的解剖和功能特点，外阴炎、阴道炎、宫颈炎、盆腔炎，以及一些特殊病原体（如淋病奈瑟球菌、梅毒螺旋体、单纯疱疹病毒、支原体、衣原体、人乳头瘤病毒）、造成妇科炎症的诱发因素、好发人群、自觉症状、诊断与鉴别诊断、并发症，中、西医治疗原则，就诊策略、预防措施、调养措施等，并详细介绍中医对妇科炎症的认识、治疗、调养、预防保健，同时解答一些临床上常见的妇科炎症的认识误区，希望广大女性朋友对自己的身体构造有明确的认识，对可能感染的妇科炎症能够自我察觉，积极配合医生对妇科炎症进行治疗，并掌握一些中医"治未病"知识，以提高妇科炎症的治疗效果，预防发病，减少复发。

本书对各种炎症的认识、概念、诊断方法、治疗原则主要来自最新版《妇产科学》《中医妇科学》《实用妇产科学》以及各种炎症性疾病的指南和专家共识，以期把最新、最权威的医学知识介绍给广大女性朋友。在中医养生保健方面，也尽量有所溯源，为女性朋友提供具有传统中医特色的"治未病"理念。但是，碍于编者写作能力、认知水平的局限，本书尚多有疏漏、不足之处，请各位读者谅解和指正。

上海市非物质文化遗产"陈氏妇科疗法"第五代代表性传承人

上海市闵行区名中医

上海中医药大学附属龙华医院名中医

海派陈氏妇科学术思想研究室主任

2021 年 9 月

前言

俗话说:十个女人九个炎。妇科炎症是一个范畴很广的概念,凡是女性的生殖器官受到病原体感染引起的炎症,我们统称为妇科炎症。

女性的内、外生殖器就像一朵花一样,我们称她为"女人花","女人花"娇嫩、脆弱、易受伤害,导致妇科炎症发病率高。女性妇科炎症高发这种情况是由女性的生理及解剖特点决定的。内、外生殖器通过子宫颈相通,这使女性脆弱的生殖系统成为"多事之地",也是女性其他疾病的发源地。

引起妇科炎症的因素有很多,那么哪些因素会导致妇科炎症呢?

    √ **个人的机体抵抗力差。**

    √ **个人卫生习惯不良。**

    √ **多个性伴侣。**

    √ **人工流产次数多。**

一些女性认为妇科炎症是小事,无须大惊小怪,常常忽视它。可是小小炎症也可能产生严重的危害:白带量多、异味、阴部瘙痒给女性带来的尴尬与不便可想而知;如果外阴及阴道炎症上行感染可引发子宫颈、子宫腔、盆腔感染,造成下腹坠痛,腰骶酸痛,甚至高热;育龄期女性可能会引发不孕;妊娠期女性合并部分妇科炎症会导致胎膜早破和早产,对新生儿同样也有影响;有些病毒感染还会导致子宫颈肿瘤,严重危害女性健康,同样不可小视。

《这本书帮你远离妇科炎症》为了让广大女性了解妇科炎症及预防

保健的相关知识，从权威、专业的角度比较全面地阐释妇科炎症，具有以下特色。

√ **专业医生写作，严谨权威。**
√ **多种妇科炎症，广泛全面。**
√ **不同科普形式，图文并茂。**
√ **语言简练通俗，易看好懂。**
√ **中医知识丰富，内容翔实。**
√ **预防治疗结合，实用可靠。**
√ **养生保健均有，贴近生活。**
√ **中医特色鲜明，适应面广。**

具体来讲，本书从每种妇科炎症的概念、发病因素、临床表现、中、西医治疗原则及具体措施、预防保健和饮食调养、中医养生及调护等方面阐释不同妇科炎症的特点和防治方法，读者可以对多种妇科炎症有清晰的认识，了解及辨别多种不同的妇科炎症，从而选择正确的治疗方法以及恰当的饮食进行预防和调养。同时，本书中医学特色鲜明，从中医学对妇科炎症的认识着手，详细阐述女性炎症性疾病的中医病因病机、诊断要点、治则治法及详细用药，并且精选古今妇科相关保健方法，从饮食、运动、调护等各方面给出预防和治疗妇科炎症的中医学方法。本书教您在日常生活中从源头上减少病原体入侵的机会，对妇科炎症有正确的认识并及时寻求医生的帮助。特别指出，本书所给出的方药剂量均针对特定患者，具体治疗需咨询医师，辨证论治。

愿这本书可以帮您远离妇科炎症，使您更加健康、自信、精彩！

编者

2021 年 9 月

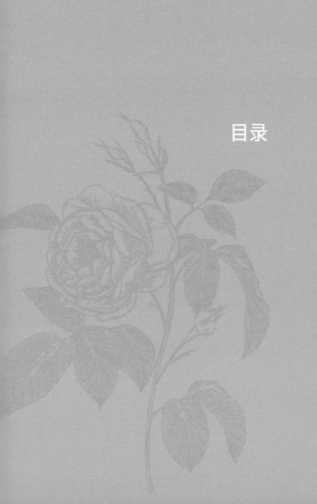

目录

第一章

为什么受伤的总是女人
——妇科炎症概述 / 1

第二章

外治为主，内治为辅，保护天然屏障
——外阴炎、阴道炎的诊治 / 27

第三章

中西医结合，做好守门员 / 65

第四章

内外双修，清除花蕊的炎症
——盆腔炎的诊治 / 89

第五章

感染了这些特殊病原体，我们该怎么办　/ 145

第六章

培护正气，防御外邪，将邪毒挡在大门外

──HPV 感染的诊治　/ 171

第七章

女人之美来自内外调和

——脏腑功能协调，提高抗病能力，防御炎症 / 193

第八章

养生保健，防御外邪

——中医治未病以预防炎症发生和复发 / 229

第九章
中医外治取奇效 中医外治法有哪些 / 267

第十章
认清妇科炎症，还女人花娇艳
——正确认识妇科炎症的误区 / 293

第一章

为什么受伤的总是女人
——妇科炎症概述

第一节 女人花有哪些结构
——内、外生殖器官的构成

女性内、外生殖器官的结构像一朵花一样，我们把她称为"女人花"。

外生殖器在女性两腿中间的隐秘处，包括阴阜、大阴唇、小阴唇、阴蒂、阴道前庭和前庭大腺。大、小阴唇内侧面湿润且有皱襞，离肛门较近，易蓄积细菌，导致炎症发生；前庭大腺又称为巴氏腺，正常情况下不能触及此腺，若腺管口闭塞，可形成前庭大腺囊肿或前庭大腺脓肿；平时外生殖器像含苞的花朵，是闭拢的，防止病菌的侵入。

花朵的内部从外到里有阴道、子宫（包括子宫颈、子宫体）、输卵管和卵巢。在炎症的防御中，阴道起关键作用，她有"自净"功能，阴道内的乳酸杆菌可以分解糖原产生乳酸，使阴道内呈酸性环境，不利于大部分病菌生长。如果阴道抵抗力下降，比如经期、频繁的性生活，或者年老体弱，致病菌就会乘虚而入，产生炎症。

阴道向上就是子宫颈和子宫体，如果阴道菌群紊乱严重，也会造成子宫颈和子宫内膜的炎症。

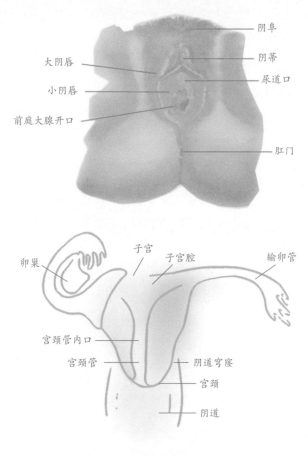

阴阜

大阴唇

阴蒂

小阴唇

尿道口

前庭大腺开口

肛门

卵巢

子宫

子宫腔

输卵管

宫颈管内口

宫颈管

阴道穹窿

宫颈

阴道

女性内生殖器示意图

　　子宫的两侧角延伸出来的管道就是输卵管,输卵管会自由活动,伞端像珊瑚一样,还有拾捡卵巢排出的卵子的功能。如果输

卵管发生炎症,就会造成输卵管阻塞、活动不利,甚至和周围组织粘连不通而积脓、积水,还会造成不孕症。

在输卵管下面像子房一样的器官就是卵巢,卵巢对女性生长、发育、生殖非常重要,是卵子生成器官。

女性的内、外生殖器通过子宫颈口相连。通常子宫颈受到宫颈黏液栓保护,与阴道不相通,但是在月经期、排卵期宫颈黏液稀薄时,子宫异常出血,或产褥期,反复用阴道洗液冲洗时,宫颈黏液栓遭到破坏,子宫颈内、外相通。在这种情况下,病原菌常沿生殖道黏膜上行蔓延,侵入外阴、阴道后,沿子宫颈黏膜、子宫内膜、输卵管黏膜蔓延至卵巢及腹腔,是非妊娠期、非产褥期妇科盆腔炎症的主要感染途径。

女人花周围有哪些"邻居"

　　女人花包括内、外生殖器,当她们受到外界病原体刺激时可能会发生炎症。炎症发生后,治疗不及时或病情迁延可能会殃及一直和谐共处的"邻居",那女人花周围有哪些邻居呢?

　　邻居1:尿道口。尿道位于阴道上方。由于女性尿道较直而短,又接近阴道,妇科炎症时容易同时引起尿路感染。比如,绝经后女性罹患老年性阴道炎时往往合并尿道炎。

　　邻居2:膀胱。膀胱位于子宫及阴道上部的前面。膀胱后壁与子宫颈、阴道前壁相邻,妇科炎症累及尿路感染时,会引发膀胱炎。

　　邻居3:输尿管。输尿管是肾盂与膀胱之间的一对索状管道。尿道炎上行性感染,或盆腔炎症蔓延会累及输尿管。

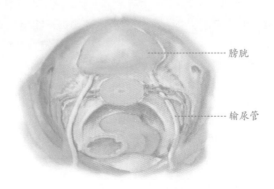

膀胱

输尿管

邻居 4：肛门。肛门位于阴道的后方。由于肛门与阴道很近，如果不注意外阴及肛门皮肤的清洁，肠道、肛门的细菌容易引发阴道上行性感染。另外，向阴道位置生长的肛门周围脓肿有时候与前庭大腺脓肿也容易混淆，需要谨慎鉴别。

邻居 5：直肠。直肠前面是子宫和阴道，后面为骶骨，形成直肠子宫陷凹，为女性盆腔最低位置，盆腔炎症性疾病产生大量脓液时，容易积聚在这里，形成盆腔脓肿，严重者甚至向直肠、阴道破溃。

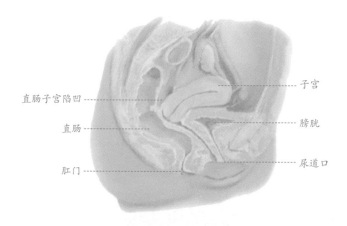

直肠子宫陷凹 ------- 子宫

直肠 ------- 膀胱

肛门 ------- 尿道口

邻居 6：阑尾。阑尾通常位于右髂窝内，根部连于盲肠的内侧壁，远端游离，有的人阑尾下端可到达输卵管及卵巢处；妊娠期阑尾的位置亦可随子宫增大而逐渐向外上方移位。女性患阑尾炎时有可能直接蔓延累及输卵管、卵巢。

妇科炎症虽然是女性生殖系统感染，但由于解剖位置的特点，常会导致"邻居"遭殃，当然，也可能会受到"邻居"感染的祸害。所以，在相应位置有不适症状发生时，要及时就医，以便明确诊断、及时治疗，避免病情迁延，影响身体健康。

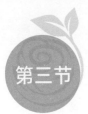

女人花那些受伤的事儿

　　妇科炎症是影响女性身心健康的一个重要问题,值得大家重视。当妇科炎症发生时,患者会表现出外阴瘙痒、灼痛、白带异常、排便时有烧灼感等症状。许多人对妇科疾病缺乏应有的认识,也缺乏自我预防保健知识,加之各种不良生活习惯等,身体健康每况愈下,导致一些妇科疾病的发生,给正常的生活、工作带来极大的不便。

　　妇科炎症主要是指发生在女性内、外生殖器官的炎症,从外向内依次为外阴炎、前庭大腺炎、阴道炎、宫颈炎、盆腔炎。

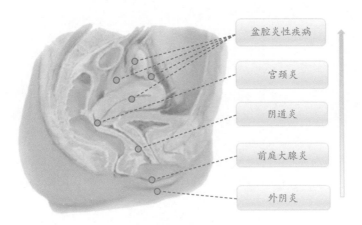

盆腔炎性疾病

宫颈炎

阴道炎

前庭大腺炎

外阴炎

妇科炎症相关疾病及定义

疾病名称	概念
非特异性外阴炎	由物理、化学因素（而不是病原体）导致的外阴皮肤或黏膜的炎症
前庭大腺炎、前庭大腺脓肿	葡萄球菌、大肠埃希菌、链球菌或肠球菌等病原体侵入前庭大腺引起的炎症，称为前庭大腺炎；形成脓肿即为前庭大腺脓肿
滴虫阴道炎	由阴道毛滴虫引起的阴道炎症，是常见的性传播疾病
外阴阴道假丝酵母菌病	又称单纯性外阴阴道念珠菌病、真菌性阴道炎，是由假丝酵母菌引起的外阴阴道炎症
细菌性阴道病	由于阴道内正常菌群失调，乳酸杆菌减少，导致普雷沃菌、加德纳菌、厌氧菌过量繁殖引起的混合感染
老年性阴道炎	又称萎缩性阴道炎，是女性绝经后因雌激素水平降低，阴道壁萎缩，局部抵抗力降低，致病菌入侵阴道繁殖引起的炎症
急性宫颈炎	指子宫颈发生急性炎症，包括局部充血、水肿、上皮变性、坏死、黏膜、黏膜下组织、腺体周围见大量中性粒细胞浸润，腺腔中可有脓性分泌物
慢性宫颈炎	指子宫颈间质内有大量淋巴细胞、浆细胞等慢性炎症细胞浸润，可伴有子宫颈腺上皮及间质的增生和鳞状上皮化生
子宫颈 HPV 感染	由于人乳头状瘤病毒（HPV）感染子宫颈引起的子宫颈感染性疾病
盆腔炎（急性盆腔炎）	女性内生殖器官及其周围结缔组织、盆腔腹膜发生的一组感染性疾病，好发于育龄期女性，主要包括子宫内膜炎、输卵管炎、卵巢炎、盆腔腹膜炎等

疾病名称	概念
盆腔炎后遗症（慢性盆腔炎）	又称为慢性盆腔炎，女性急性盆腔炎没有得到及时、正确诊断或治疗，导致盆腔组织破坏、广泛粘连、增生及形成瘢痕，引起慢性盆腔痛、不孕、异位妊娠等疾病
产褥感染	女性在分娩、产褥期生殖道受病原体侵袭，引起局部或全身感染
盆腔结核	由结核分枝杆菌引起的女性盆腔炎症

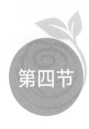

第四节 女人花有防御感染的能力吗

　　女性的生殖道犹如一朵含苞待放的花朵,她具有独特的解剖结构、生理特点、生化环境和免疫学特点,因此具备比较完善的自然防御功能,可以抵御感染的发生。

　　1. 外阴　两侧大阴唇自然合拢遮掩阴道口、尿道口。

　　2. 阴道　从解剖学讲,由于盆底肌的作用,阴道口闭合,阴道壁前后紧贴,可防止外界污染。从阴道内环境来看,正常阴道内虽然有多种微生物存在,但通常保持生态平衡状态,并不引起炎症,我们称之为“自净功能”。这与女性雌激素的保护作用有关:一方面,雌激素作用下阴道上皮增生变厚,增加对病原体侵入的抵抗力;另一方面,增加上皮细胞内糖原储存量,在乳酸杆菌作用下分解为乳酸,维持阴道的酸性环境(pH 值维持在 3.8 ~ 4.4),抑制适应碱性环境繁殖的病原菌生长。从免疫学角度来说,阴道分泌物可维持巨噬细胞活性,防止细菌侵入阴道黏膜。

　　3. 子宫颈　子宫颈内口紧闭,单层高柱状上皮覆盖颈管,黏膜形成皱褶增加黏膜表面积;同时分泌大量黏液形成胶冻状黏液栓,成为生殖道感染的机械屏障;而且黏液栓内含乳铁蛋白、溶菌酶,可抑制病原体侵入子宫内膜。

　　4. 子宫体　育龄期女性每月一次的月经,使子宫内膜周期性剥脱,这是消除子宫腔感染的有利条件;子宫内膜的分泌液含有

乳铁蛋白、溶菌酶,可以清除少量进入子宫腔的病原体。

5. 输卵管 输卵管黏膜上皮细胞纤毛的摆动方向,从输卵管远端朝向子宫腔摆动,同时输卵管肌层的蠕动均有利于阻止病原体侵入盆腔;输卵管液含有乳铁蛋白、溶菌酶,清除偶尔进入生殖道的病原体。

6. 生殖道免疫系统 生殖道黏膜聚集了淋巴组织及散在淋巴细胞,包括 T 细胞、B 细胞、中性粒细胞、巨噬细胞、补体以及一些细胞因子,在局部有重要的免疫功能,发挥抗感染作用。

当女人花的自然防御功能遭到破坏,人体免疫功能降低,女性内分泌发生变化,或者外源性病原体侵入等情况下,女性会发生妇科炎症。

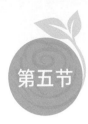

第五节 为什么受伤的总是女人

一、女性易患妇科炎症的生理原因

1. 女性外阴皮肤娇嫩,且汗腺十分丰富,大、小阴唇内部皱褶多,容易"藏污纳垢"。

2. 女性阴道口与尿道口、肛门较近,易受到尿液、粪便污染,易被病菌感染。

3. 女性由于月经、妊娠等原因,子宫颈长期处于刺激性的液体或分泌物中,子宫颈上皮容易脱落,导致子宫颈黏膜褶皱、腺体中隐藏多种病原体。

4. 女性雌激素降低会破坏阴道的"自净"作用,阴道上皮变薄、糖原减少,pH 值上升为 5.0 ～ 7.0 呈弱碱性,嗜酸性的乳酸杆菌不再是优势菌种,阴道的防御能力下降,其他致病菌容易繁殖而引发老年性阴道炎。

5. 女性生殖系统构造与男性不同,有着内、外相通的解剖特点,病菌可由阴道进入子宫,进一步蔓延至盆腔,造成盆腔、腹腔感染。

二、女性易患妇科炎症的影响因素

1. 不洁性生活　如果夫妻双方不注重个人卫生，同房前不注意清洗外阴，或是男方爱抚女方时没有洗手，或是月经期、功能失调性子宫出血、流产后出血期发生性生活，都可能致使女性患妇科炎症。

2. 性生活过频　会对局部组织产生损伤，并且破坏阴道"自净"功能，病菌就会在女性私处"兴风作浪"，这也是有性生活的女性比没有性生活的女性更容易罹患妇科炎症的原因。

3. 月经期卫生　月经期使用不符合卫生标准的卫生巾或进行盆浴、游泳等活动，病原体会在经血这个富有营养的培养基中繁殖、滋长，容易引发妇科炎症。

4. 多次人工流产　人工流产手术对子宫腔、子宫颈及阴道会造成损伤，增加感染机会，因此要认真做好避孕工作。

5. 不良的生活习惯　憋尿、久坐、上厕所后清洁不到位、长时间使用护垫、喜欢使用"洗洗更健康"产品进行阴道冲洗等不良生活习惯，可能引发阴道、尿道炎症。建议便前、便后要洗手，手纸擦拭方向应该由前往后，以免肛门周围细菌污染阴道。

6. 多个性伴侣　会增加感染机会或传播疾病，如淋病、梅毒及 HPV、衣原体和支原体等病原体感染。

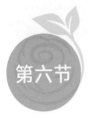

第六节 女人花发炎后造成的不良后果

妇科炎症是女性常见病,对患者身心健康以及生活质量有很多不良影响。罹患妇科炎症后,女性患者千万不要认为自己买点儿药使用就好了,妇科炎症不及时治疗,除可能导致局部炎症"红""肿""热""痛"等典型反应外,还会带来许多并发症,甚至导致某些部位的恶性病变,对身体健康危害极大。

下面我们具体说罹患妇科炎症没有及时治疗会有什么不良后果。

一、近期症状

妇科炎症主要表现为女性生殖器官以及周围组织的炎症,因发病部位和炎症类型的不同会表现出不同的症状,病情轻重不一,基本的临床症状以"红""肿""热""痛""白带增多""脓肿形成",甚至"破溃流脓"为特点。

(一)红、肿

妇科炎症的红、肿表现,有的暴露外阴皮肤清晰可见,比如前庭大腺炎、前庭大腺脓肿;还有一些妇科炎症,比如滴虫阴道炎、真菌性阴道炎、淋病、急性宫颈炎和急性盆腔炎,也有局部组织充血、水肿的表现,这时就要借助窥阴器、阴道镜或者腹腔镜检查才能看到。另外,由淋病奈瑟球菌感染导致的急性宫颈炎,可累及

尿道旁腺、前庭大腺,可见尿道口、阴道口黏膜充血、水肿。

(二)热

1. 局部　当患有外阴炎、阴道炎、淋病、急性宫颈炎时,由于阴道分泌物刺激可引起局部皮肤灼热感,另外妇科炎症合并尿路感染时,排尿也会有烧灼感。

2. 全身　急性炎症会导致体温过高,如盆腔炎和产褥感染的急性发作期,可出现发热或高热、寒战,伴小腹疼痛。若患有盆腔结核,患者可有低热表现。

(三)痛

1. 滴虫阴道炎、真菌性阴道炎会有灼痛、性交痛;另外,阴道炎、急性宫颈炎、急性盆腔炎若合并尿路感染,可有尿频、尿急、尿痛的临床表现。

2. 在盆腔炎中,急性盆腔炎会出现子宫颈举痛、子宫体压痛或附件区压痛;如果炎症累及腹膜,会引起女性腹部剧烈疼痛、压痛、反跳痛;而慢性盆腔炎会使女性感觉到下腹部坠胀疼痛、腰骶部酸痛反复发作,常在劳累、性交后和月经前后加剧。

(四)带下增多

外阴炎、前庭大腺炎、阴道炎、宫颈炎、盆腔炎等妇科炎症,会导致炎症反应性的分泌物增多,也就是中医讲的"带下"增多,是妇科炎症共有的临床表现。

(五)"脓肿形成",甚至"破溃流脓"

炎症比较严重的时候,会形成"脓肿",比如前庭大腺脓肿、

盆腔脓肿等。如果脓液积聚太多，会溃破、流脓，比如前庭大腺脓肿溃破、盆腔脓肿向直肠薄弱处溃破等。

二、远期影响

妇科炎症不及时治疗，不仅危害女性患者的健康，还会导致多种并发症，如不孕症、慢性盆腔炎、孕妇胎膜早破、早产等。

（一）不孕症

1. 慢性输卵管炎（淋病奈瑟球菌、结核分枝杆菌、沙眼衣原体等感染）引起的输卵管闭锁或黏膜破坏，使输卵管完全阻塞或积水导致不孕。

2. 盆腔粘连、盆腔炎症、结核性盆腔炎等均可引起局部或广泛的疏松或致密粘连，造成盆腔和输卵管的功能、结构破坏，受精困难或孕卵向子宫腔内输送困难。

3. 子宫内膜病变（如子宫内膜炎），影响子宫内膜的容受性，使孕卵着床困难。

4. 盆腔结核。在原发性不孕患者中盆腔结核为常见原因之一。结核分枝杆菌常破坏输卵管导致输卵管僵硬、活动受限，丧失运输功能，或破坏子宫内膜，妨碍受精卵的着床和发育，导致不孕。

（二）盆腔炎后遗症

如果急性盆腔炎没有得到及时诊断或正确治疗，会导致盆腔组织破坏，形成广泛的粘连、增生及瘢痕，导致慢性盆腔痛，下腹部坠胀、疼痛、腰骶部酸痛反复发作，而且常常在劳累、性交后和

月经前后加剧。

(三)胎膜早破、早产

妊娠期的女性,若合并生殖道炎症,如阴道炎,淋病奈瑟球菌、衣原体和支原体等病原微生物上行性感染,没有得到及时有效治疗,可能导致胎儿发育畸形、智力低下,甚至胎膜早破、早产、流产或者新生儿肺炎等不良后果。

(四)癌变

高危型 HPV 持续感染是发生子宫颈癌的主要危险因素,90% 以上的子宫颈癌伴有高危型 HPV 感染;同时,沙眼衣原体、单纯疱疹病毒Ⅱ型、滴虫等病原体的感染在高危型 HPV 感染导致子宫颈癌的发病过程中有协同作用。

综上所述,妇科炎症对女性患者的危害是非常大的,患者一定不要拖延治疗。在自觉有症状时,一定要及时去医院治疗;有些妇科炎症比较容易复发,患者一定要听从正规医院医生的建议,坚持治疗,以求彻底根治。

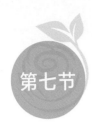

第七节 女性妇科炎症要做哪些检查

一、妇科检查

妇科检查包括外阴部检查、阴道检查、子宫颈检查、子宫及附件检查。已婚女性可采取双合诊或三合诊，有妇科炎症时，可以在阴道后穹隆、子宫颈取分泌物标本；没有性生活的女性可用棉签在外阴或阴道内取白带标本，通过肛门指诊做子宫、附件检查。

1. 外阴　正常外阴阴毛呈倒三角形分布，大、小阴唇色素沉着，阴蒂长度 < 0.5cm，尿道口周围黏膜淡粉色，没有溃疡、皮炎、赘生物、前庭大腺肿大及色素减退等现象。

2. 阴道　正常阴道壁黏膜色泽呈淡粉红色，有横行皱襞，没有溃疡、赘生物、囊肿、先天畸形，后穹隆无膨隆等现象；分泌物量少、无腥臭味，排卵期量增多呈蛋清样，妊娠期分泌物量也可以增多，呈白色糊状。医生可在阴道后穹隆取白带常规标本。

3. 子宫颈　正常子宫颈中间有孔，经产妇呈"一"字形，未产妇呈圆形；周边隆起，表面光滑，呈肉红色。医生会在子宫颈管取分泌物做衣原体、支原体、淋球菌培养。人乳头状瘤病毒（HPV）检查和子宫颈液基薄层细胞学检查（TCT）也是在子宫颈取标本。

4. 子宫　正常子宫呈倒梨形，大约鸡蛋大小，约 5cm ×

4cm × 3cm,质地中等,活动度好,没有压痛。

5. 附件区 卵巢和输卵管合称"附件",一般不能扪及,无压痛、无触痛。

二、阴道分泌物检查

这一检查项目的目的是检查阴道清洁度,以及是否有真菌、滴虫、细菌(线索细胞、脓细胞)等病原体感染。

小贴士:

在显微镜下观察阴道分泌物涂片,按阴道杆菌、白细胞和杂菌的多少来判定阴道清洁度,共分为 4 度。

Ⅰ度:为正常分泌物,可见到大量阴道乳酸杆菌和上皮细胞,没有杂菌、白细胞,视野干净。

Ⅱ度:仍属于正常阴道分泌物,可见到阴道乳酸杆菌和中量上皮细胞、少量白细胞和杂菌。

Ⅲ度:提示有较轻的阴道炎症,可见少许阴道乳酸杆菌和鳞状上皮、较多杂菌和白细胞。

Ⅳ度:提示有相对较重的阴道炎症,可见大量白细胞及杂菌,只有少许上皮细胞,无阴道乳酸杆菌,甚至可以看到阴道毛滴虫、假丝酵母菌孢子。

三、阴道分泌物培养

在确诊阴道炎后进行该项检查,其目的是判断由哪种病原菌感染,为医生提供准确的诊断依据。

四、药敏试验

该项检查的目的是检测出病原菌对哪种药物敏感,可以针对性用药,提高治疗效果。药敏试验的结果,S:敏感;M:中敏;R:耐药。

五、子宫颈 HPV 筛查

子宫颈 HPV 筛查的主要目的是检测女性子宫颈是否有 HPV 感染。目前高危型 HPV 检测已成为子宫颈癌筛查的主要方法之一,一般与 TCT 联合筛查。筛查的起始年龄为 30 岁,终止年龄为 65 岁。

六、TCT 筛查

TCT 筛查用于子宫颈上皮内病变和子宫颈癌的筛查。一般与 HPV 联合筛查。

七、电子阴道镜

能放大观测到图像的 10 倍以上,甚至 40 倍,借助这种放大效果,医生可以在电子显示屏上清楚地看到子宫颈表皮上极其

微小的病灶细节；同时配合醋酸试验和碘试验，做病损部位的活检，提高宫颈疾病的早期诊断率，增加子宫颈疾病的治愈率。

小贴士：

做白带检查的注意点

女性自觉有阴道炎症状时，一定要到医院做白带常规检查。做白带常规检查时要注意：①在检查前的 3 日之内不要阴道塞药；②检查前不要自行冲洗阴道；③避开月经期检查；④无性生活女性不能用窥阴器检查，只能用长棉签轻柔地在外阴或阴道内取白带。

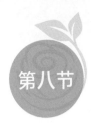

孕期阴道炎该不该治疗

　　阿莹是一位怀孕4个月的准妈妈,她带了一沓儿化验单来门诊就诊,说她怀孕50天后妇科炎症就缠上了她,外阴瘙痒,白带多,最近情况加重,因为以前有过一次流产史,所以特别紧张,一直在纠结是否要用药,一想到吃药可能伤到孩子,就忍着、扛着。终于有点儿忍不住了,想咨询妊娠期阴道炎到底应不应该治疗,该怎么治疗?

　　孕期由于激素水平的变化,阴道pH值发生相应的变化,所以这期间容易患阴道炎。对于有症状的孕妇和无症状的高危孕妇,建议接受治疗,否则不仅自己难受,还会导致早产、流产,胎儿也有可能受到感染。但是,孕期阴道炎的治疗方法需要考虑胎儿的安全,选择适合孕妇的药物,这是与非孕期治疗的主要差异。

一、孕期阴道炎会造成哪些后果

(一)细菌性阴道病与早产

　　细菌性阴道病是以加德纳菌为主的多种细菌、病原体导致的阴道炎症性疾病,通常病情轻微,主要表现是阴道分泌物有鱼腥味。

　　细菌性阴道病对怀孕影响比较大。病原菌可以通过子宫颈口进入子宫腔,引起绒毛膜羊膜炎、胎膜早破、早产、产褥感染及

新生儿感染等并发症。对于有症状的孕妇及无症状的高危孕妇（胎膜早破史、早产史）建议治疗，所以，可以在早产高危人群中进行细菌性阴道病筛查和治疗来降低早产发生率。

（二）真菌性阴道炎与新生儿鹅口疮

真菌性阴道炎是常见的妊娠期阴道炎症，发病率在孕妇中是非孕妇的 10 倍以上。真菌性阴道炎又称为阴道假丝酵母菌病、阴道念珠菌病，症状表现为严重的外阴红肿、灼痛、瘙痒、坐立不安，也有一些患者症状轻，但白带常规检查中会检测到假丝酵母菌。

症状严重自然要治疗，否则孕妇太不舒服。症状轻也要治疗，否则胎儿经过产道分娩时，会因接触阴道念珠菌而感染，最常见的如口腔黏膜感染念珠菌，俗称鹅口疮。新生儿患鹅口疮，口腔内疼痛，导致不能吸奶，影响喂养。

（三）淋球菌、衣原体感染与儿童失明

淋球菌、衣原体是女性盆腔感染的常见病原体，寄生在子宫颈管内。孕期子宫颈管内的病原体上行会引起胎膜早破，导致胎儿发生宫内感染和早产。

除引起早产和流产外，在分娩时新生儿经产道也会接触病原体而感染。最常见的感染是淋球菌性眼炎和衣原体性眼炎，如果失治、误治，会引起婴幼儿失明。

（四）支原体感染与新生儿肺炎

支原体存在于阴道、尿道口周围、子宫颈外口及尿液中。孕妇感染支原体后，可经胎盘垂直传播，或经生殖道上行扩散引起宫内感染。孕妇感染后，往往在妊娠 16 ～ 20 周侵袭、损伤胎盘，造成绒毛膜炎，导致妊娠晚期流产、胎膜早破、早产或死胎，存活

儿也可能有低体重儿和先天畸形等；在分娩过程中，也可经污染的产道感染胎儿，新生儿特别是早产儿感染后，可发生支原体肺炎、支原体血症；产后哺乳等母婴接触或空气传播也可引起新生儿肺炎。

二、孕期阴道炎和非孕期阴道炎的治疗有什么不同

(一)细菌性阴道病的治疗

任何有症状的患细菌性阴道病的孕妇及无症状的高危孕妇（胎膜早破史、早产史）都建议治疗。根据人民卫生出版社《实用妇科学》（第 4 版）建议，孕期细菌性阴道病用甲硝唑片 200mg 口服，每日 3 次，连续 7 日；或者克林霉素 300mg 口服，每日 2 次，连续 7 天；不主张阴道给药。

(二)滴虫阴道炎

根据人民卫生出版社《实用妇科学》（第 4 版），妊娠合并滴虫阴道炎的治疗方案也是选择甲硝唑治疗。美国疾病控制中心推荐治疗剂量为甲硝唑 2g 顿服；国内治疗方案甲硝唑 200mg，每日 3 次，共 5 ~ 7 日；或甲硝唑 400mg，每日 2 次，共 5 ~ 7 日。滴虫可通过性生活传播，所以，滴虫阴道炎患者的性伴侣需同时治疗，可以使用甲硝唑或替硝唑 2g 顿服。注意，治疗期间禁止性生活。

(三)真菌性阴道炎

妊娠期真菌性阴道炎常常是复发性的，很难彻底治愈。对于非孕期复杂性真菌性阴道炎推荐口服抗真菌药物，但孕期口服抗真菌药物有使胎儿致畸的危险，因此这类药对于孕妇是禁用的。一般采用局部治疗，推荐克霉唑、制霉菌素霜／栓（B 类药物）。

若外阴瘙痒严重,不要搔抓或者用烫水擦洗,要勤换内裤。真菌对干燥、紫外线以及化学制剂的抵抗力较强,但却惧怕高温,所以,最好每天将换下的内裤用 60℃以上热水浸泡或煮沸消毒。

(四)衣原体、支原体感染

衣原体、支原体一般对大环内酯类和四环素类抗生素敏感。大环内酯类,听起来过于学术,但你一定知道阿奇霉素和红霉素,四环素类包括多西环素、四环素等。这两类抗生素非孕期都可以选用,但孕期只能选用阿奇霉素、红霉素或者 β - 内酰胺类的阿莫西林来治疗,禁用四环素类抗生素。临床上最好根据病原体培养 + 药敏试验的结果来选择药物以提高疗效。

(五)淋球菌感染

淋球菌感染,也就是我们常说的淋病。与衣原体感染相似,都是经性传播的疾病。淋球菌对很多种类的抗生素都敏感,但具体到某一个人又有可能对很多药物都耐药。选择药物要根据细菌培养 + 药敏试验结果,最关键的是要在敏感的抗生素中选择安全的。注意四环素、庆大霉素、卡那霉素及喹诺酮类的左氧氟沙星、环丙沙星、诺氟沙星对胎儿不安全,孕妇不能使用。

三、孕期阴道炎预防措施

女性怀孕后,阴道分泌物增多,所以要注意外阴清洗;内裤选用棉质的,与别的衣服分开清洗,太阳暴晒或烘干,或开水烫煮,避免反复感染;性生活的卫生非常重要,同房前后夫妻都要将外阴清洗干净;孕妇在炎症期间严禁性生活。

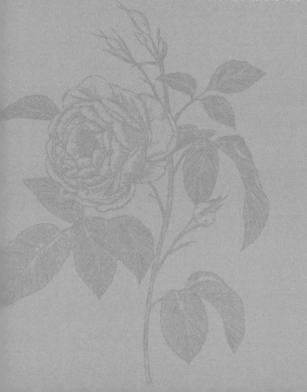

第二章

外治为主，内治为辅，保护天然屏障

——外阴炎、阴道炎的诊治

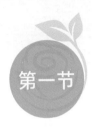

第一节 生理期卫生巾下面闷闷的，又疼又痒想抓挠

——非特异性外阴炎的诊治

小琪这次来月经换了其他品牌的卫生巾，月经快干净的时候，感到外阴瘙痒，用手去挠，可是越挠越痒，晚上觉也睡不好，到医院就诊，医生为小琪做了妇科检查，排除了病原体感染，说小琪可能是新的卫生巾刺激外阴导致的"非特异性外阴炎"。

一、发病原因或诱发因素

非特异性外阴炎的发病与外阴受到经血、白带、尿液、粪便等刺激，同时使用卫生巾或穿紧身裤不透气，导致局部潮湿有关。糖尿病患者比较容易患非特异性外阴炎。

二、自觉症状

1. 外阴皮肤瘙痒、疼痛、灼热感。

2. 严重者形成溃疡或湿疹，也可触及腹股沟淋巴结肿大。

3. 慢性炎症可表现为皮肤黏膜增厚、粗糙、皲裂等。

三、诊断与鉴别诊断

1.月经期用卫生巾、穿紧身裤、糖尿病等是造成阴道炎的诱发因素。

2.主要症状为外阴瘙痒、疼痛、烧灼感。

3.阴道分泌物检查排除其他病原体感染。

四、并发症

非特异性外阴炎严重者会形成溃疡或湿疹;慢性炎症可使外阴皮肤粗糙增厚、皲裂,甚至发生苔藓样改变。

五、中医病因病机与辨证论治

中医认为,非特异性外阴炎属于"阴痒"范畴,病因病机多为湿浊或湿热流注,浸淫阴部,日久会伤及肝肾,导致肌肤失养。

(一)脾虚湿盛证

症状:阴部瘙痒或肿痛,搔抓后流水;伴有白带量增多,质清稀;胃口不佳,大便稀薄;舌体胖大、有齿痕,舌质淡,苔白腻,脉细缓。

治则:健脾利水,燥湿止痒。

方药:完带汤(《傅青主女科》)加减。

白术 30g, 山药 30g, 人参 6g, 白芍 15g, 车前子 9g, 苍术 9g, 甘草 3g, 陈皮 2g, 黑芥穗 2g, 柴胡 2g。中药煎两次,共

300ml,早、晚分服。

(二)肝经湿热证

症状:阴部瘙痒或肿痛,甚则坐卧不安,抓挠后瘙痒灼痛,流黄水,溃疡糜烂;伴带下量多色黄;胃口不佳,心烦易怒,失眠多梦;舌质红,苔黄腻,脉弦滑而数。

治则:清利肝经,祛湿止痒。

方药:龙胆泻肝汤(《医方集解》)加减。

龙胆草6g,栀子9g,黄芩9g,木通9g,泽泻12g,车前子9g,柴胡6g,生甘草6g,当归3g,生地黄9g。中药煎两次,共300ml,早、晚分服。

(三)肝肾阴亏证

症状:阴部瘙痒日久,皮肤增厚、粗糙,甚则皲裂;伴五心烦热,或头晕目眩,或腰酸膝软;舌质红,少苔,脉细数。

治则:滋阴降火,祛风止痒。

方药:知柏地黄汤(《医方考》)加当归、制首乌、白鲜皮。

知母6g,熟地黄24g,川黄柏6g,山茱萸12g,干山药12g,牡丹皮9g,白茯苓9g,泽泻9g,当归9g,制首乌9g,白鲜皮12g。中药煎两次,共300ml,早、晚分服。

六、治疗原则

非特异性外阴炎的治疗原则为保持局部清洁、干燥,局部中

药熏洗;消除病因。

1.局部治疗。可用蛇床子散(《中医妇科学》)或塌痒方(《外科正宗》)煎汤熏洗、坐浴后,涂紫草油。

蛇床子散:蛇床子,明矾,百部,花椒,苦参。

塌痒方:苦参,威灵仙,蛇床子,当归尾,狼毒,鹤虱草。

2.病因治疗。积极寻找病因,若是对卫生巾过敏,应尽早更换其他品牌的卫生巾;若是糖尿病,则积极治疗原发病。

3.症情严重,或者带下量多日久者,可根据辨证口服中药治疗。

七、临床验案

李女士,27岁,未婚。因"自经期开始外阴瘙痒、疼痛8天"来就诊。本次月经期换了新品牌卫生巾。妇科检查发现,外阴表面见明显抓痕,局部充血;阴道及子宫颈无异常。阴道分泌物检查显示:白细胞(+),滴虫(-),念珠菌(-)。刻下自觉外阴皮肤瘙痒、灼热,带下色黄,心烦易怒,舌质红,苔黄腻,脉弦滑而数。

西医:根据妇科检查和阴道分泌物培养结果排除其他病原体感染后,诊断为非特异性外阴炎。治疗:0.1%聚维酮碘坐浴,每日2次,每次15～30分钟。

中医辨证:根据患者症状、舌苔、脉象,属于肝经湿热证,宜清利肝经湿热、止痒,予龙胆泻肝汤加减。处方:生地黄12g,白芍15g,龙胆草6g,栀子9g,黄芩9g,苦参9g,车前子9g,柴胡6g,生甘草6g,当归9g,败酱草15g,薏苡仁30g。7剂,水煎服。本药煎3次,第1、2煎早、晚分次口服,第3煎外阴熏洗。另外,用

紫草油外涂止痒。

临证分析：李女士外阴瘙痒、疼痛开始于本次月经期，平时没有这种症状。本次月经期新换了卫生巾，考虑这种外阴瘙痒可能是卫生巾过敏造成的。根据外阴的表现和阴道分泌物培养排除其他病原体感染，首先考虑非特异性外阴炎。本案需要内外兼治，一方面，根据辨证予龙胆泻肝汤口服治疗；另一方面，使用本方煎水熏洗外阴。

八、就诊策略

育龄期女性出现外阴瘙痒难忍等症状，应及时就医判断病因，以指导进一步治疗，不要自行购买化学药品外洗和冲洗，以免使病情加重。

九、预防措施

对于接触性、过敏性、化学制品刺激引发的非特异性外阴炎，祛除诱因是关键。

1. 避免穿紧身化纤内裤，外裤也要选择宽松透气为佳。

2. 平时注意卫生，每天清洗外阴和内裤，避免外阴处于潮湿环境。

3. 月经期勤换卫生巾，如果对一个品牌的卫生巾过敏，应及时更换其他品牌的卫生巾。

4. 不要经常用碱性的肥皂或各种清洗液清洗外阴，避免化学刺激。

十、调养措施

本病主要是外在物理、化学因素刺激造成的,因此,患者应注意减少此类刺激,比如经期勤洗外阴、勤换卫生巾,保持外阴干燥、清洁。

患本病者注意饮食宜清淡、易消化,不食辛辣、生冷之物;食用具有淡渗利湿作用的食物,如冬瓜、西瓜、赤小豆等,以利于本病的康复。

冬瓜茶

制作方法:冬瓜 250g,加适量水煮 30 分钟,加入冰糖 25g,用料理机打碎,分次饮用。

作用功效:清热利水。

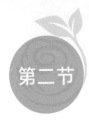

第二节 外阴肿痛,不能走路了
——前庭大腺炎、前庭大腺脓肿的诊治

阿英外阴肿痛又发作了,肿得特别大,已经痛得无法走路了。老公推着阿英来到医院,阿英告诉医生:"可能又是前庭大腺脓肿发作了,这已经是第 3 次了,真是痛苦。"医生做了妇科检查后证实了阿英的推测。

前庭大腺脓肿是由于各类病原体侵犯前庭大腺腺管,导致前庭大腺腺管炎,腺管开口往往因肿胀或渗出物凝聚而阻塞,脓液不能外流,积存而形成脓肿。

本病育龄女性多见,与性生活、外阴不洁等有关,治疗后容易复发。

一、诱发因素或好发人群

85% 的前庭大腺脓肿发生于生育年龄女性,在性交、分娩等行为污染外阴局部时易发生。幼女及绝经后女性较少见。

二、主要致病菌

致病菌主要有葡萄球菌、大肠埃希菌、链球菌、肠球菌、淋病奈瑟球菌及沙眼衣原体。

三、自觉症状

1. 一侧外阴局部发热、肿胀、疼痛,行走不便。

2. 当脓肿形成时,可有发热。

3. 可自行破溃,有脓液流出。

四、诊断与鉴别诊断

1. 月经期好发,或有产后外阴感染、外阴溃疡、前庭大腺脓肿等病史。

2. 症状特点为外阴结块、红肿热痛,或局部皮肤黏膜肿痛溃破,脓水淋漓。

3. 妇科检查可见外阴局部皮肤红肿、压痛明显;大阴唇内侧下 1/3 处前庭大腺开口处可有脓苔附着;脓肿形成时局部可触及波动感。

4. 部分患者出现发热,腹股沟淋巴结肿大。

5. 取前庭大腺开口处分泌物进行病原体培养 + 药敏试验,寻找病原体,有助于治疗。

6. 前庭大腺脓肿因其解剖部位特殊,需要和肛周脓肿、肛瘘

等鉴别,否则导致失治、误治,会延误治疗时机,甚至发展为败血症。

五、并发症

前庭大腺脓肿消退后,腺管堵塞,脓液吸收后成为黏液,形成前庭大腺囊肿,囊肿容易继发感染,再次形成前庭大腺脓肿,如此反复发作。

六、中医病因病机与辨证论治

中医认为,前庭大腺炎、前庭大腺脓肿属于热证"阴疮"范畴,病因病机为热毒蕴结,腐肉成脓。

热毒证

症状:外阴局部红、肿、热、痛,进而肿处高起,形如蚕茧,不易消退,容易溃破;溃破后流脓,脓液臭秽而稠;可以伴有发热,心烦、口干,食少,大便秘结,小便黄赤,舌红,苔黄腻,脉弦滑数。

治则:清热利湿,凉血解毒。

方药:五味消毒饮(《医宗金鉴》)加赤芍、牡丹皮、乳香、没药。

金银花 9g,野菊花、蒲公英、紫花地丁、紫背天葵各 4g,赤芍 9g,牡丹皮 9g,乳香 3g,没药 3g。中药煎两次,共 300ml,早、晚分服。

七、治疗原则

（一）西医

取前庭大腺开口处分泌物进行细菌培养确定病原体。根据病原体选用口服或肌内注射抗生素；如果脓肿已经形成，则切开引流，放置引流条、换药治疗。

（二）中医

1. 可选用清热解毒中药口服。

2. 未有溃破者，可用清热解毒中药局部热敷或坐浴；或者外用金黄膏清热解毒，消肿止痛。

八、临床验案

吴女士，32岁，因"外阴肿痛2天"前来就诊，患者发热，外阴肿痛、行走加重，心烦意乱，大便不畅。既往有前庭大腺脓肿病史。妇科检查见（未窥阴）：外阴左侧大阴唇红肿，前庭大腺脓肿4cm×5cm，触痛明显，下端内侧有波动感，前庭大腺开口处见脓点。前庭大腺开口分泌物培养：大肠埃希菌（＋）。刻下自觉外阴热痛，行走不便，舌红，苔薄黄，脉弦数。

西医：根据妇科检查和细菌培养结果，诊断为前庭大腺脓肿。治疗：①即刻行前庭大腺脓肿切开引流术，每天用含碘皮肤消毒液换药；②根据细菌培养＋药敏试验结果，口服甲硝唑片，每次2片，每日3次。

中医辨证：根据吴女士症状、舌苔、脉象，属于湿热内蕴证，宜清热燥湿，消痛散肿，予仙方活命饮加减。处方：金银花15g，

天花粉 15g，连翘 9g，赤芍 15g，浙贝母 9g，熟大黄 9g，薏苡仁 30g，白芷 6g，防风 9g，陈皮 9g。7 剂，水煎服。中药煎两次，共300ml，早、晚分服。

临证分析：吴女士既往有前庭大腺脓肿病史，本次复发，妇科检查发现局部囊肿形成，因此尽快切开排脓、引流换药，加上中、西药综合治疗，疗效很好。此类患者治疗的难点是容易多次复发，因此本次治疗是否彻底，尤为重要，可以适当延长换药时间，人为形成一个前庭大腺开口。平时注意外阴卫生，勤换洗内裤；注意性生活前后清洁工作，并且性生活不要过于频繁；阳盛体质的人，少吃辛辣刺激、油腻的热性食物，清淡饮食为好。

九、就诊策略

女性外阴部出现结块，红肿疼痛，甚或脓肿、溃脓，要及时就医，在医生的指导下进行诊治，以免延误治疗，造成病情迁延不愈，反复发作。

十、预防措施

1. 注意外阴局部的卫生，平时要注意勤换洗内裤。

2. 顺产女性分娩后注意外阴清洁。

3. 注意性生活清洁。

4. 锻炼身体，提高自身机体免疫功能。

5. 阳盛体质者，饮食清淡为主，少食辛辣刺激、油腻的食物。

十一、调养措施

本病发作时,要注意休息,减少活动;外阴局部保持清洁。忌辛辣刺激、油腻的食物。可以适当多食用一些具有清热利湿作用的食物,比如绿豆、赤小豆、薏苡仁、冬瓜、马齿苋、鱼腥草、苦菜、豆腐等。

鲤鱼绿豆汤

制作方法:绿豆 30g,煮 30 分钟至开花,鲤鱼 1 条,洗净、过油,盐卤豆腐 200g,葱、姜、料酒、盐、水适量,大火炖煮 30 分钟,分次食用。

作用功效:健脾利水,清热消肿。

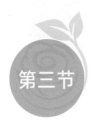

第三节 内裤上白带老是脏脏的，还有鱼腥味

——细菌性阴道病的诊治

阿红近来自觉白带量多，不怎么觉得痒，就是白带难闻，有腥臭气味，给生活带来许多不便，到医院检查后，医生说她得了"细菌性阴道病"。

细菌性阴道病为阴道内正常菌群失调所致的一种混合感染，由于乳酸杆菌减少，其他微生物大量繁殖，特别是厌氧菌增加，产生胺类物质（包括尸胺、腐胺、三甲胺等）导致分泌物呈鱼腥臭味。

一、诱发因素或好发人群

促使阴道菌群发生变化的原因仍不清楚，可能与频繁性交、多个性伴侣或阴道灌洗使阴道碱化有关。

二、主要致病菌

致病菌主要有加德纳菌、厌氧菌（动弯杆菌、普雷沃菌、紫单胞菌、类杆菌、消化链球菌等）以及人型支原体，其中以厌氧菌居多。

三、自觉症状

10% ～ 40% 患者没有自觉症状,有症状者主要有如下表现。

1. 白带增多,均匀、稀薄,鱼腥臭味。

2. 无瘙痒或轻度外阴瘙痒。

3. 症状在性生活后加重。

四、诊断与鉴别诊断

1. 阴道分泌物为匀质稀薄的白带,有鱼腥臭味。

2. 一般无阴痒症状,性生活后会出现轻度阴痒。

3. 妇科分泌物检查 pH > 4.5;可以见到线索细胞(＋);胺臭味试验阳性。

4. 细菌性阴道病联合检测试验(＋)。

5. 本病要与滴虫阴道炎、真菌性阴道炎、急性宫颈炎等鉴别。

五、并发症

细菌性阴道病除导致阴道炎症外,还可引起其他不良结局,如妊娠期细菌性阴道病可导致绒毛膜羊膜炎、胎膜早破、早产;非孕期女性可能会引起子宫内膜炎、盆腔炎、子宫切除术后阴道断端感染等。

六、中医病因病机与辨证论治

中医认为,细菌性阴道病属于"带下病"范畴,病因病机为湿邪阻滞,任脉不固,带脉失约。

(一)脾虚不固,带脉失约

主要证候:带下量多,色白,质稀薄如涕如唾,鱼腥臭味;可伴有神疲乏力,大便溏薄,面色萎黄,倦怠嗜睡,少气懒言;舌淡胖,边有齿痕,苔薄白腻,脉虚缓。

治法:健脾益气,升阳除湿。

方药:完带汤(《傅青主女科》)加减。

白术 30g,山药 30g,人参 6g,白芍 15g,车前子 9g,苍术 9g,甘草 3g,陈皮 2g,黑芥穗 2g,柴胡 2g。中药煎两次,共300ml,早、晚分服。

(二)肾阳亏虚,任带不固

症状:白带量多,色白清冷,质地稀薄,淋漓不断;可伴有腰酸如折,畏寒肢冷,小腹冷感,小便频数清长,夜间尤甚,大便溏薄;舌质淡润,苔薄白,脉沉迟。

治则:温肾培元,固涩止带。

方药:内补丸(《女科切要》)加减。

鹿茸 60g,菟丝子 120g,沙苑子 90g,黄芪 90g,肉桂 60g,桑螵蛸 90g,肉苁蓉 90g,制附子 60g,白蒺藜 90g。上为末,炼蜜为丸,如绿豆大。每次服 20 丸,温酒送服。

（三）外感湿热，流注任带

症状：白带量多，色黄质稀，鱼腥臭味；可伴有外阴瘙痒，阴道灼热；或口干口苦，小便黄赤，大便秘结；舌苔薄白，脉弦。

治则：清热利湿，固涩止带。

方药：易黄汤（《傅青主女科》）加减。

山药 30 克，芡实 30 克，川黄柏 6 克，车前子 3 克，白果 10 枚。中药煎两次，共 300ml，早、晚分服。

七、治疗原则

（一）西医

1. 抗厌氧菌药物口服或局部治疗，主要药物为甲硝唑。

2. 性伴侣不需要常规治疗。

（二）中医

1. 辨证论治，口服中药治疗。

2. 可以配合外用洗剂，如塌痒方、蛇床子散及中成药等，但是不建议长期使用。

八、临床验案

郭女士，35 岁，已婚。因"白带异味 1 个月"来就诊。自觉外阴轻度瘙痒，伴有腰酸如折，神疲乏力，大便溏薄，白带量多、鱼

腥臭味,异味在性生活后加重。阴道分泌物检查:pH > 4.5,白细胞(++),线索细胞(+),胺臭味试验(+)。舌质淡,苔薄腻,脉细缓。

西医:根据白带检查结果,诊断为细菌性阴道病。治疗:甲硝唑 400mg,口服,每日 2 次,连续 7 日;硝呋太尔制霉素阴道软胶囊 1 粒,纳阴,每日 1 次,连续 6 日。

中医辨证:根据郭女士症状、舌苔、脉象,属于脾虚不固证,治宜健脾益气,升阳除湿。完带汤加减:白术 15g,炒山药 15g,党参 15g,炒白芍 15g,炙甘草 6g,陈皮 9g,炒芥穗 15g,柴胡 6g,车前子 9g。7 剂,水煎服。中药煎两次,共 300ml,早、晚分服。

临证分析:白带异味的问题影响了郭女士的工作和生活,让她很困扰。经过白带检查明确病因,有针对性地治疗,才能快速、准确解决问题,如果内外兼治,疗效更好。中医方面,根据郭女士白带量多和其他伴随症状辨证,属于脾虚内湿范畴,可予完带汤健脾益气,升阳除湿。嘱郭女士注意外阴和性生活卫生,但是也不要经常冲洗阴道,破坏阴道内环境,并可食用加入黄芪、白术、陈皮的药膳补益脾气进行预防。

九、就诊策略

女性白带量多、伴有鱼腥臭味等症状,要到医院检查明确病原体,有针对性地用药,必要时采用中、西医联合治疗,以提高疗效。

十、预防措施

1. 注意个人卫生。平时要注意保持外阴部干燥、清洁,内裤要经常更换,清洗的时候要分开单独洗,避免交叉感染。

2. 避免滥用抗生素。不要一有感冒、咽痛、头痛，就自己服用抗生素，否则容易造成阴道菌群失调。

3. 避免过度清洗。不要频繁使用药物洗剂清洗阴道，容易破坏阴道的弱酸性环境和自净功能。

4. 注意怀孕期间的护理。怀孕期间性激素水平、阴道中的糖原和酸度增加，并且易受致病性细菌的影响。对于妊娠期细菌性阴道病患者，不应使用口服药物，应选择局部预防和辅助治疗。

十一、调养措施

治疗期间保持局部清洁，避免性生活。

宜多食新鲜蔬菜和水果，以保持大便通畅；宜多饮水，预防合并尿道感染。忌食海鲜发物、甜腻食物；忌食辛辣刺激性食品。可选用以下食疗方。

莲芡蒸乌鸡

制作方法：莲子肉 30g，芡实 30g，糯米 15g，小红枣 7 枚，浸泡 2 小时；乌鸡 1 只，洗净，内、外涂抹适量盐腌 30 分钟；泡软的莲子肉、芡实、糯米、小红枣，加白果肉 10 枚，装入鸡腹内封口后，隔水用文火炖 2 ～ 3 小时，至鸡熟烂，分次食用。

作用功效：健脾补肾，祛湿止带。

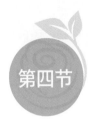

怀孕啦，下面瘙痒难忍，真是不好受
——外阴阴道假丝酵母菌病的诊治

　　小美怀孕 3 个月了，这两天外阴瘙痒、灼痛，严重时坐卧不宁，寝食难安，白带呈块状，排尿时还出现尿痛，医生帮小美做了阴道分泌物检查，发现念珠菌(+)，原来小美患了外阴阴道假丝酵母菌病。外阴阴道假丝酵母菌病又称外阴阴道念珠菌病、真菌性阴道炎。

一、发病原因或诱发因素

　　10% ～ 20% 女性和 30% 孕妇阴道中有假丝酵母菌寄生，一般不会引起不适症状，是一种条件致病菌。在全身或阴道局部免疫功能下降，或者阴道内糖原增多、酸度增高，假丝酵母菌大量繁殖时才出现症状。

　　常见的诱发因素：应用广谱抗生素治疗、免疫抑制剂治疗、雌激素治疗，妊娠、糖尿病。另外，内裤或外裤太紧，会阴局部温度和湿度增加，假丝酵母菌也易于繁殖而出现症状。

二、主要致病菌

　　由假丝酵母菌引起的炎症，80% ～ 90% 为白假丝酵母菌，

10% ～ 20% 为光滑假丝酵母菌、近平滑假丝酵母菌、热带假丝酵母菌等。

三、自觉症状

1. 阴道分泌物增多,典型的白带呈豆腐渣样或者白色稠厚凝乳状。

2. 外阴瘙痒及烧灼感,皮肤皲裂、增厚。

四、诊断与鉴别诊断

1. 往往有诱发病史或反复发作病史。

2. 特征性白带,白色或青色豆腐渣样,或者白色稠厚凝乳状。

3. 外阴瘙痒、灼痛,可伴有排尿疼痛。

4. 妇科检查,小阴唇内侧、阴道黏膜附着白色膜状分泌物。

5. 阴道分泌物检查,找到假丝酵母菌的孢子或假丝菌。

6. 本病需要与滴虫阴道炎、细菌性阴道病鉴别。

五、并发症

孕妇体内雌激素水平较高,假丝酵母菌加速繁殖,容易得本病,如果没有及时治疗,可能导致胎膜早破,引发早产。

六、中医病因病机与辨证论治

中医认为,外阴阴道假丝酵母菌病属于"带下病""带下过多"范畴,病机为任脉不固,带脉失约,病因以湿邪为主。

肝经湿热下注证

症状:带下量多,色白或色青,或呈豆腐渣样;外阴瘙痒或灼热疼痛;可有小腹隐痛,或腰骶胀痛;口苦口腻,胸闷纳呆;舌质红,苔黄腻,脉滑数。

治法:清利肝木湿热。

方药:加减逍遥散(《傅青主女科》)加减。

茯苓 15g,白芍 15g,茵陈 9g,栀子 9g,柴胡 3g,生甘草15g,陈皮 3g。中药煎两次,共 300ml,早、晚分服。

七、治疗原则

(一)西医

1. 消除诱因 积极治疗糖尿病;停用抗生素、雌激素、糖皮质激素治疗;换用宽松内裤,勤清洗、晒干或熨干。

2. 抗真菌治疗 根据病情严重和复杂程度,选择局部用药或全身用药,必要时做真菌培养 + 药敏试验,提高疗效。

3. 妊娠期合并外阴阴道假丝酵母菌病 予以局部治疗,7 日疗程的效果较好,禁用口服唑类药物。

（二）中医

口服加味逍遥丸；可以配合外用洗剂，但是不建议长期使用。

八、临床验案

关女士，48岁，已婚。因"外阴瘙痒、灼痛2周"来就诊。关女士有糖尿病病史，经常出现外阴阴道念珠菌病发作。最近外阴瘙痒，坐卧不宁，白带量多，呈豆腐渣样；自觉口苦口腻，胸闷纳呆，小便短赤。妇科检查发现，小阴唇内侧、阴道黏膜附着白色膜状分泌物，擦拭后局部见黏膜充血。阴道分泌物检查显示念珠菌（+）。舌质红，苔黄腻，脉滑数。

西医：根据妇科检查和阴道分泌物结果，诊断为外阴阴道念珠菌病。治疗：达克宁栓200mg，每晚1粒，纳阴，连用7日。

中医辨证：根据关女士症状、舌苔、脉象，属于湿热下注证，宜清利肝木湿热。予以加味逍遥散加减。处方：茯苓15g，白芍15g，茵陈9g，栀子9g，柴胡6g，生甘草6g，陈皮6g，川黄柏9g，川牛膝9g。7剂，水煎服。中药煎两次，共300ml，早、晚分服。

临证分析：关女士的豆腐渣样白带是典型的念珠菌性阴道炎表现。对于念珠菌性阴道炎的治疗，第一，消除诱因是关键；第二，要根据患者情况选择局部或者全身抗真菌药物治疗；第三，注意外阴卫生保健。对于关女士来说，第一，要积极治疗糖尿病，控制血糖；第二，在医生的指导下，采用中西医结合的方案正规治疗，不要自行用药或擅自停药；第三，关女士乃湿热体质，注意饮食，少吃荤腥油腻食物，以免加重体内湿热，可以吃些绿豆薏苡仁汤，清利湿热。

九、就诊策略

女性出现外阴瘙痒,白带增多呈凝乳样或豆腐渣样等症状,要及时就医检查病原体感染,并按照医嘱正规用药,以免治疗不彻底演变成复发性外阴阴道假丝酵母菌病,反复发作,不易治愈。

孕妇合并外阴阴道假丝酵母菌病也需要引起重视,及时就诊治疗,以免造成胎膜早破的严重后果。

复发性外阴阴道假丝酵母菌病要注意随访,一般治疗结束后7～14日、1个月、3个月、6个月各随访一次,必要时需要进行真菌培养。

十、预防措施

1. 均衡饮食,不过食高糖、高脂食品。

2. 养成良好的生活习惯,锻炼身体,增强体质;每天保证充足的睡眠,不熬夜;注意控制性生活频度。

3. 经常清洗外阴和肛门,清洗时要讲究顺序,先洗外阴,再洗肛门,切不可反其道而行之;毛巾及盆要专人专用。

4. 使用公共厕所时尽量避免坐式马桶;养成便前、便后都洗手的好习惯。

5. 合理穿衣。不穿化纤内裤、紧身裤;不借穿他人内衣、内裤及泳衣。

6. 提倡淋浴,不洗盆浴;浴后不直接坐在浴室座椅上;不在消

毒不严格的泳池内游泳。

7. 注意个人卫生，但是也不宜过度讲究卫生，如每天清洗外阴 2 ～ 3 次，每次用冲洗器或手清洁阴道，这样的清洗无疑会破坏阴道的自然防御功能，造成菌群紊乱，念珠菌过度增生而导致阴道炎。

8. 不滥用抗生素。长期大量应用抗生素会破坏阴道菌群协调，使念珠菌失去抑制、过度生长而致病。

十一、调养措施

治疗期间保持局部清洁，性伴侣同时检查并治疗。

一般要吃清淡的食物，以高蛋白、低脂肪为主，多食蔬菜、水果，如香蕉、甘薯、芹菜等，忌食辣椒、麻椒、生葱、生蒜、白酒等刺激性食物及饮料。建议食疗方如下。

山药知母粥

制作方法：山药、莲子、薏苡仁各 20g，知母 10g，粳米 50g，糖适量。先将山药切成小片，与知母、莲子、薏苡仁一起用净布包起，再加入所有材料，加水用火煮沸后，小火熬成粥。

作用功效：健脾清热，除湿止带。

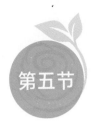

第五节　我的白带怎么会是泡沫状的
——滴虫阴道炎的诊治

娟娟是一位销售员,经常在外面出差,这次从外地回来后,出现外阴瘙痒的症状,瘙痒部位主要为阴道口,还有尿频、尿急、尿痛的症状;白带量多,呈黄绿色,泡沫样,有异味,娟娟到医院做了检查,得知自己患了滴虫阴道炎。

一、发病原因或诱发因素

滴虫阴道炎是由阴道毛滴虫引起的阴道炎症,主要的传播方式为性生活直接传播。男性感染毛滴虫后一般没有症状,因此成为隐匿性的传染源。公共浴盆、浴巾、坐便器、游泳池等也可间接传播。

阴道 pH 值在月经前、后发生变化,月经后接近中性,隐藏在腺体及阴道皱襞中的毛滴虫加速繁殖,引起炎症发作。

二、主要致病菌

滴虫阴道炎是由阴道毛滴虫引起的。

三、自觉症状

1. 白带增多,外阴瘙痒及烧灼感。

2. 特征性白带:稀薄、黄绿色、泡沫状。

3. 严重的会伴有尿频、尿急、尿痛等症状。

四、诊断与鉴别诊断

1. 往往有外出洗浴、旅游、游泳等经历,或者有不洁性生活史。

2. 分泌物量多,呈稀薄泡沫状。

3. 阴道分泌物检查,镜下可见阴道毛滴虫。

4. 本病要与外阴阴道假丝酵母菌病、细菌性阴道病、急性宫颈炎鉴别。

五、并发症

阴道毛滴虫能消耗或吞噬阴道上皮细胞内的糖原,使阴道 pH 值升高,所以 60% 患者合并细菌性阴道病。

阴道毛滴虫不仅寄生于阴道,还能侵入尿道或尿道旁腺,甚至膀胱、肾盂以及男性的包皮皱褶或前列腺中,从而引起这些部位的炎症或者成为传染源。

六、中医病因病机与辨证论治

中医认为,滴虫阴道炎属于"带下病""阴痒"范畴,病因病机为感染虫邪,湿热下注,任脉不固,带脉失约。

肝经湿热证

症状:阴部灼热或瘙痒,甚至痒痛,坐卧不安;白带量多、色黄如脓,或稀薄呈泡沫状,有臭味;肝气不舒,善叹息,口苦而腻;舌质红,苔黄腻,脉弦数。

治则:清热利湿,杀虫止痒。

方药:萆薢渗湿汤(《疡科心得集》)加苍术、苦参、白鲜皮、鹤虱。

萆薢 15g,薏苡仁 30g,牡丹皮 12g,川黄柏 12g,赤茯苓 30g,泽泻 12g,通草 12g,滑石 30g,苍术 9g,苦参 9g,白鲜皮 12g,鹤虱 3g。中药煎两次,共 300ml,早、晚分服。

七、治疗原则

(一)西医

1. 需全身用药结合局部用药,主要药物为甲硝唑。

2. 性伴侣必须同时进行治疗,并且用避孕套避孕,3 个月后重新复查。

(二)中医

1. 根据症状严重程度可以配合中药口服治疗。

2. 可以配合外用洗剂如塌痒方、蛇床子散等,但是不建议长期使用。

八、临床验案

赵女士,25岁,已婚。因"外阴瘙痒1周"来就诊。有不洁性生活史,外阴瘙痒部位主要为阴道口,伴有尿频、尿急、尿痛;白带量多,呈黄绿色,泡沫样,有异味。妇科检查发现,阴道内见黄白色泡沫样分泌物,阴道黏膜充血。阴道分泌物检查显示:白细胞(+++),滴虫(+),念珠菌(-)。舌质红,苔黄腻,脉弦数。

西医: 根据妇科检查和阴道分泌物培养结果,诊断为滴虫阴道炎。治疗:甲硝唑400mg,口服,每日2次,连服7日;甲硝唑栓500mg,纳阴,每日1次,连用7日。

中医辨证: 根据赵女士症状、舌苔、脉象,辨证为肝经湿热证,宜清热利湿,杀虫止痒,予以萆薢渗湿汤加减。处方:苍术9g,苦参15g,白鲜皮15g,鹤虱12g,萆薢12g,薏苡仁30g,牡丹皮15g,川黄柏9g,赤茯苓15g,泽泻9g,通草6g,滑石6g。7剂,煎汤坐浴。

临证分析: 阴道毛滴虫病可以通过性生活直接感染导致。毛滴虫可同时感染尿道、尿道旁腺、前庭大腺,因此,治疗以口服甲硝唑为主,配合甲硝唑栓纳阴和中药萆薢渗湿汤坐浴。治疗期间避免性生活。治疗后在月经干净后复查白带,随访3次,若3次检查均为阴性,方为治愈。注意:男方需要同时口服甲硝唑治疗。

九、就诊策略

女性出现泡沫样阴道分泌物,有异味,伴外阴、尿道口瘙痒难

忍,要及时就诊确定感染的病原体,并针对性用药;必要时可以采用中、西医联合治疗,以提高疗效;虽然性伴侣可能并没有症状,但是本病需要男女双方同时治疗方有疗效。

十、预防措施

1. 注意性生活清洁。

2. 在公共场所注意保护自己,分开使用洗涤用具及卧具;使用公共坐便器要注意消毒。

3. 内裤及洗涤用的毛巾应煮沸 5 ~ 10 分钟以消灭病原体。

十一、调养措施

治疗期间保持外阴清洁,禁房事。

饮食勿过于辛辣,避免潮湿环境,调整身心状态至平和自然。平时可选用一些富含维生素 B 的食物,比如小麦、高粱、芡实、蜂蜜、豆腐等,还有新鲜的水果、蔬菜。建议食用薏米萆薢粥。

薏米萆薢粥

制作方法:萆薢 15g、生甘草 3g,放入药包浸泡 30 分钟,加入适量水大火烧开,再小火煎 30 分钟,去药包、去汁水,加入薏苡仁 30g、粳米 50g,熬粥,加蜂蜜 20g 食用。

作用功效:健脾,利湿,去浊。

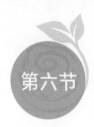

第六节 奶奶没有爱爱，为什么白带黄黄的、有异味

——老年性阴道炎（萎缩性阴道炎）的诊治

王女士带奶奶来找医生，奶奶今年 72 岁，绝经 20 多年了，最近感觉阴道和外阴灼热瘙痒，内裤上总是黄黄的、湿湿的，闻起来有异味。

王女士问："奶奶一个人生活，绝经这么久了，怎么还会出现黄白带和阴痒呢？"

医生做了检查，发现奶奶得了老年性阴道炎，并解释与奶奶绝经后雌激素水平低有关。

一、发病原因或诱发因素

女性在绝经以后雌激素水平下降，阴道上皮变薄、糖原减少、pH 值不能维持在弱酸性，上升为 5.0 ~ 7.0，嗜酸性乳酸杆菌不再是优势菌种，阴道的防御能力下降，其他致病菌容易繁殖而引发阴道炎症。

二、自觉症状

1. 白带增多，往往呈黄水样，严重的为脓血性白带。

2. 外阴或阴道瘙痒，有时候有灼热感，或性交时疼痛。

3. 严重的会伴有尿频、尿急、尿痛等小便刺激症状，或尿失禁，或小腹坠胀等症状。

三、诊断与鉴别诊断

1. 绝经后出现阴痒、白带增多为主的症状。

2. 妇科检查可以见到阴道老年性改变，黏膜菲薄、平滑，点状充血，有时伴浅表溃疡，或溃疡面粘连严重出现阴道狭窄甚至闭锁，甚或出现阴道积脓。

3. 阴道分泌物检查排除滴虫阴道炎、念珠菌性阴道炎等。

4. 出现血性白带要与生殖道恶性肿瘤鉴别，常规作子宫颈TCT 检查，必要时做阴道镜检查、宫腔镜检查和分段诊刮术。

5. 出现阴道壁肉芽组织、溃疡，要与阴道癌鉴别，常规做局部组织活检。

四、并发症

老年性阴道炎造成的阴道溃疡面可以和对侧阴道黏膜粘连，严重时造成阴道狭窄甚至阴道封闭，炎症产物外流不畅形成阴道积脓或子宫腔积脓。

五、中医病因病机与辨证论治

中医认为,老年性阴道炎属于"带下病""阴痒"范畴,病机为肝肾虚损,湿热之邪入侵导致,是一种虚实夹杂的疾病。

(一)肾阳亏虚,任带不固

症状:白带量多、色白清冷、质地稀薄,淋漓不断;腰酸如折,畏寒肢冷,小腹冷感,小便频数清长,夜间尤甚,大便溏薄;舌质淡润,苔薄白,脉沉迟。

治则:温肾培元,固涩止带。

方药:内补丸(《女科切要》)。

鹿茸 60g,菟丝子 120g,沙苑子 90g,黄芪 90g,肉桂 60g,桑螵蛸 90g,肉苁蓉 90g,制附子 60g,白蒺藜 90g。上为末,炼蜜为丸,如绿豆大。每服 20 丸,温酒送服。

(二)肝肾阴虚,湿热下注

症状:白带量多或少、色黄或红白相兼、质黏稠、有气味,阴部灼热或瘙痒;腰膝酸软,头晕耳鸣,烘热汗出,烦躁易怒,手足心热,咽干口燥,失眠多梦;舌红,苔少或黄腻,脉细略数。

治则:滋肾益阴,清热利湿。

方药:知柏地黄丸(《医方考》)加芡实、金樱子。

知母 6g,熟地黄 24g,川黄柏 6g,山茱萸 12g,干山药 12g,牡丹皮 9g,白茯苓 9g,泽泻 9g,芡实 12g,金樱子 12g。中药煎两次,共 300ml,早、晚分服。

六、治疗原则

(一)西医

1. 在医生指导下使用雌激素乳膏局部治疗,增强阴道抵抗力,抑制细菌生长。

2. 根据白带检查结果使用抗生素和阴道冲洗剂。

(二)中医

1. 根据辨证使用口服中药治疗。

2. 在医生指导下外用熏洗治疗。

七、临床验案

张女士,56岁,绝经4年,因"外阴瘙痒反复发作1年余"来就诊,自觉带下增多,色黄,外阴干燥瘙痒,口干欲饮,大便干结,曾于外院就诊并接受妇康栓、甲硝唑泡腾片、雌激素软膏和阴道冲洗等治疗,用药期间症状缓解,停药后复发。妇科检查发现,阴道呈老年性改变,点状充血,分泌物色黄。白带常规:白细胞(+),既往无糖尿病病史,未服激素类药物。舌质红,苔薄黄腻,脉滑数。

西医:根据张女士的病史、症状、妇科检查和白带常规结果,诊断为老年性阴道炎。治疗:雌三醇乳膏,0.5g,纳阴,每日1次,连续7日,然后根据症状缓解情况逐渐减低至维持量。

中医辨证:根据张女士的症状、舌苔、脉象,辨证属肝肾阴虚、湿热下注型,宜清利肝木湿热。予以知柏地黄丸加减。处方:知母9g,熟地黄12g,生地黄12g,川黄柏9g,山茱萸9g,山药

15g, 牡丹皮 9g, 茯苓 15g, 芡实 9g, 椿根皮 12g, 制黄精 15g, 肉苁蓉 15g。7 剂, 水煎服。中药煎两次, 共 300ml, 早、晚分服。

临证分析: 患者张女士, 病机关键为 "本虚标实"。带下为肾精下润之液, 属阴液。绝经后女性具有天癸衰竭、精血匮乏、冲任虚衰、阴虚血亏的生理特点, 兼有 "外阴干燥瘙痒, 口干欲饮, 大便干结, 舌红" 等阴液不足的症状和 "自觉带下增多、色黄, 反复发作, 苔薄黄腻, 脉滑数" 等湿热下注的症状, 辨证属肝肾阴虚、湿热下注。针对老年性阴道炎, 西医治法以补充雌激素及使用抗生素杀菌为主, 结合中医 "治外必本于内" 的思想, 内外兼治, 使用知柏地黄丸加味调补肝肾, 滋阴降火, 清利湿热;联合雌三醇乳膏纳阴, 改善阴道内环境, 缓解症状。

八、就诊策略

女性绝经后出现阴痒、白带增多、甚至阴道血性分泌物等症状, 要及时就医, 在医生的指导下进行诊治, 不宜自行冲洗或用药, 以免延误疾病的诊断和鉴别诊断。

九、预防措施

约有 30% 的女性绝经后会发生老年性阴道炎, 因此, 老年女性在生活中要特别注意自我护理, 减少阴道感染的机会。

1. 老年女性的外阴皮肤萎缩、干燥, 不要随便 "消毒杀菌", 不宜使用刺激性强的肥皂和药液清洗外阴, 可使用弱酸配方的护理液清洗外阴, 但是, 不要经常冲洗阴道。

2. 平时注意卫生, 减少患病机会。每日清洗外阴、换洗内裤, 内裤要宽松舒适, 选用纯棉布料制作的;自己的清洗盆具、毛巾不

要与他人混用。

3. 外阴和阴道出现不适时不要乱用药物,特别不要乱用激素类药膏。

4. 绝经女性阴道黏膜菲薄,阴道内弹性组织减少,性生活时可能受到损伤,建议在性生活时使用润滑剂润滑阴道,减小摩擦和损伤。

十、调养措施

绝经后女性阴道自净功能差,因此要避免频繁性生活。

饮食注意营养均衡,可以用淮山药、白果、芡实、金樱子、覆盆子、枸杞子等制作药膳。

金樱子老鸭汤

制作方法:生长2年老鸭1只,洗净,金樱子30g放入布袋,加入白果20枚、枸杞子30g、大枣10枚,葱姜、料酒、盐、水适量,炖煮2小时,起锅时加入新鲜芡实100g,水开后煮3分钟,取出药包,分次食用。

作用功效:补益肝肾,收敛止带。

小贴士:

我来看看自己是哪种阴道炎

	细菌性阴道病	外阴阴道假丝酵母菌病	滴虫阴道炎	老年性阴道炎
症状	分泌物增多,无或轻度瘙痒	重度瘙痒,烧灼感	分泌物增多,轻度瘙痒	痒痛,干涩
分泌物特点	白色,匀质,腥臭味	白色,豆腐渣样	稀薄、脓性、泡沫状	水样,少量,偶见血丝
阴道黏膜	正常	水肿、红斑	散在出血点	点片状充血
阴道 pH 值	> 4.5	< 4.5	> 4.5	5.0 ~ 7.0
胺试验	阳性	阴性	可为阳性	阴性
显微镜检查	线索细胞,极少白细胞	芽生孢子及假菌丝,少量白细胞	阴道毛滴虫,多量白细胞	底层细胞,白细胞

第三章

中西医结合，做好守门员

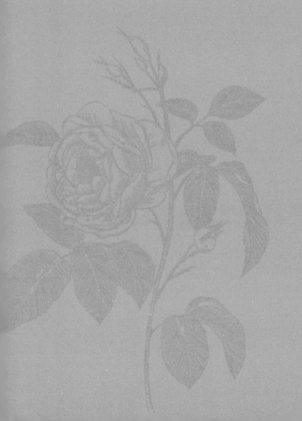

第一节 爱爱后白带有血告诉我们什么信号

白带是我们女性身体状况的"晴雨表",一定程度上反映了女性内、外生殖器官的健康与否。正常白带呈白色糊状或蛋清样,稍黏稠,没有腥臭味。

一般来说,性生活是不会引起女性阴道出血的;如果爱爱后白带中夹有血丝,是怎么回事呢? 提示什么病理情况呢?

在临床上,引起爱爱后白带有血的因素有很多,下面来看看这几种情况告诉我们什么信号。

一、阴道黏膜损伤出血

阴道黏膜损伤出血通常发生在女性第一次性生活、产褥期或哺乳期性生活及老年性生活中。

1. 第一次性生活 女性第一次性生活一般伴有处女膜损伤出血,在 1 ~ 2 小时内能自行止血,一般 3 ~ 5 日伤口可以愈合。在此期间要注意卫生,并避免在伤口未愈合时再次性生活,加重阴道黏膜损伤。

2. 产褥期、哺乳期性生活 产褥期或哺乳期阴道黏膜比平常

更脆弱,此时发生性行为比较容易引起阴道出血。

3. 老年女性性生活 老年女性的激素水平下降,使阴道皱襞菲薄,性行为比较容易引起阴道黏膜损伤,导致阴道出血。

二、宫颈炎症

宫颈炎分为急性和慢性两种,在宫颈炎急性期,局部充血、水肿,失去正常组织的抵抗力和保护性,容易在性生活中受到损伤、出血。

慢性宫颈炎引起宫颈息肉时,由于息肉质软而脆、血管丰富,容易在性生活的触碰中出血。

三、子宫颈鳞状上皮内病变和子宫颈癌

早期子宫颈癌通常没有明显的症状,而反复的性生活后接触性出血是子宫颈鳞状上皮内病变和子宫颈癌发出的重要信号。因此,当同房后发生阴道出血时,不论出血量多少,均不可忽视。出现这种情况,应该尽快去医院进行检查,判断出血原因,尽早明确诊断,以免延误治疗的最佳时机。

四、慢性盆腔炎

慢性盆腔炎出现子宫内膜炎症时,充血、水肿的内膜受到性生活刺激,会剥脱出血。

另外,月经不调、子宫内膜异位症、子宫腺肌病也会发生性生活以后阴道流血,特别在排卵期容易出现出血现象。所以,当发

现性生活后白带中有血时，要正确对待，既不要忽视，也不要焦虑，白带有血可由多种情况或疾病引发，这时应该去医院检查病因，以便进行有针对性的治疗，特别有助于子宫颈癌前病变的早期发现，避免贻误病情。

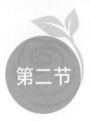

第二节 爱爱后白带有脓有血，是坏毛病吗

——急性宫颈炎的诊治

盼盼最近性生活后阴道有点儿流血，脓一样的白带很多，要用护垫才行，感觉腹部坠胀不适，腰酸，到医院就诊，医生说盼盼得了急性宫颈炎，并解释："急性宫颈炎最常见的病原体有淋病奈瑟球菌、沙眼衣原体、支原体、细菌性阴道病病原体，主要感染部位在子宫颈管柱状上皮"。

一、诱发因素或好发人群

急性宫颈炎可由多种病原体引起，也可由物理因素、化学因素刺激或机械性子宫颈损伤、子宫颈异物伴发感染所致，好发于性传播疾病的高危人群和有细菌性阴道病、支原体感染病史者。

二、自觉症状

黏稠脓性的白带增多，可伴有阴痒、阴道灼热感，还可能出现经间期出血、性生活后出血，甚至出现尿频、尿急、尿痛等症状。

值得注意的是，很多女性没有临床症状。

三、诊断与鉴别诊断

1. 出现以黏稠脓性白带增多为主的症状,可伴有阴痒、阴道灼热感,还可能出现经间期出血、性生活后出血,甚至出现尿频、尿急、尿痛等症状。

2. 妇科检查:子宫颈管见脓性分泌物、棉签擦拭子宫颈管容易出血。

3. 白带常规:见白细胞增多、清洁度异常。

4. 病原体培养或检查:淋病奈瑟球菌、沙眼衣原体、支原体、细菌性阴道病病原体检测有助于诊断和治疗。

5. 阴道镜检查:子宫颈呈急性充血状,黏膜潮红,布满网状血管或点状、螺旋状血管;子宫颈管内见脓性分泌物;腺体感染时腺体开口见脓液,表现为子宫颈表面散在多个黄色小泡状脓点。

6. 性生活后出血患者控制急性炎症后,需查 HPV、TCT、阴道镜,排除子宫颈上皮内瘤变等疾病。

四、并发症

如果女性子宫颈感染淋病奈瑟球菌,可累及尿道旁腺、前庭大腺,出现尿道口、阴道口炎症,局部可见充血、水肿和大量脓性分泌物;如果合并尿路感染,可出现尿频、尿急、尿痛;也可能上行感染子宫内膜、输卵管、盆腔结缔组织,造成急性盆腔炎。如果是沙眼衣原体感染,也可能上行感染造成盆腔炎。由于沙眼衣原体感染自觉症状不明显,容易失治、误治,造成慢性盆腔炎,导致输卵管阻塞性不孕症。急性宫颈炎分泌物增多还可刺激外阴,引起外阴瘙痒、灼热等表现。

五、中医病因病机与辨证论治

急性宫颈炎属中医学"带下病"范畴,多为湿邪入侵,使任、带二脉失约。治疗多采用清热解毒、泻火燥湿之法。

(一)湿热下注证

症状:带下量多,色黄或呈脓性,外阴瘙痒;胃口不佳,可见口苦、口腻;小腹疼痛,小便短赤;舌红,苔黄腻或厚,脉濡数。

治则:清热利湿止带。

方药:止带方(《世补斋医书》)加减。

猪苓12g,茯苓12g,车前子12g,泽泻10g,茵陈12g,赤芍10g,牡丹皮10g,川黄柏10g,栀子10g,牛膝6g。中药煎两次,共300ml,早、晚分服。

(二)脾虚湿盛证

症状:带下量多,色白或淡黄,质稀薄,无臭气,绵绵不断;神疲倦怠,面色㿠白或萎黄,四肢不温或浮肿,纳少便溏;舌淡苔白或腻,脉缓弱。

治法:健脾益气,升阳除湿。

方药:完带汤(《傅青主女科》)加减。

白术30g,山药30g,人参6g,白芍15g,车前子9g,苍术9g,甘草3g,陈皮2g,黑芥穗2g,柴胡2g。中药煎两次,共300ml,早、晚分服。

六、治疗原则

(一)西医

根据白带病原体检查结果使用抗生素治疗。一般阴道局部用药；如果检测到淋病奈瑟球菌、沙眼衣原体，需要配合口服用药或肌内注射用药，并要求性伴侣同时治疗。

(二)中医

1. 口服中药辨证施治配合阴道局部用药。

2. 中药冲洗：白花蛇舌草、蛇床子、川黄柏、百部、白及、苦参各 15g，败酱草 30g，水煎浓缩成 100ml，每晚临睡前清洗外阴后，以阴道冲洗器进行阴道冲洗。

3. 子宫颈敷药：蒲公英、紫花地丁、鸡冠花、椿根皮各 15g，苦参、川黄柏各 10g，冰片 0.4g，儿茶 1g。研成细末，敷于子宫颈患处，隔日 1 次。

七、临床验案

鲁女士，38 岁，已婚，因"性生活后阴道少量流血 1 次"来就诊。白带量多、有异味、颜色黄，反复 1 周余。妇科检查发现，阴道见黄色黏稠分泌物；子宫颈见糜烂样改变，充血，表面大量脓性分泌物附着，棉签触碰后出血。阴道分泌物检查显示白细胞(++++)；子宫颈管分泌物培养显示淋病奈瑟球菌生长。自觉小腹隐隐疼痛，口苦，小便短赤；舌红，苔黄腻，脉数。

西医：根据妇科检查和子宫颈分泌物培养结果，诊断为急性宫颈炎（淋病奈瑟球菌感染）。治疗：①根据子宫颈分泌物培养 +

药敏试验结果,阿奇霉素 2g 单次肌内注射,并要求性伴侣同时治疗;②含碘皮肤消毒液擦洗子宫颈、阴道后,甲硝唑栓 1 粒,纳阴,每日 1 次,连续 7 日。

中医辨证:根据鲁女士症状、舌苔、脉象,属于湿热下注证,宜清利湿热止带。处方:猪苓 15g,茯苓 15g,车前子 9g,泽泻 9g,茵陈 15g,赤芍 9g,牡丹皮 9g,川黄柏 9g,栀子 9g,白头翁 15g,牛膝 9g。7 剂,水煎服。中药煎两次,共 300ml,早、晚分服。

临证分析:鲁女士白带量多异常有一段时间了,但没有引起她的重视,直到同房后出血才来求治。这时,妇科检查、白带检查、子宫颈分泌物培养 + 药敏试验等检查手段非常重要,对后续的治疗有指导意义。在这个案例中,需要阿奇霉素肌内注射和甲硝唑栓纳阴相结合治疗,改善阴道环境,以提高疗效。根据辨证可以予止带方治疗,此方可以口服,也可以浓煎后子宫颈湿敷,考虑鲁女士是淋球菌感染,所以不主张阴道冲洗,以免病菌逆行感染造成盆腔炎,使病情加重。同时要注意,在子宫颈急性炎症得到控制后,要检查 TCT 和 HPV,以排除子宫颈其他病变。

八、就诊策略

自行发现脓性白带后,需要及时就医,根据检测的病原体结果指导用药,一般需要口服与局部用药配合,会取得更好的疗效。

九、预防措施

1. 落实避孕,避免因计划外妊娠的人工流产手术;注意流产后及产褥期卫生,预防感染。

2. 注意外阴清洁和性生活卫生;经期暂停阴道用药,治疗期间禁房事。

3. 避免使用高浓度的酸性或碱性溶液冲洗阴道,或长期冲洗阴道,或阴道置入腐蚀性药品,破坏子宫颈组织,容易引起急性宫颈炎。

4. 积极治疗各类阴道炎症,避免累及子宫颈。

5. 定期妇科检查,以便及时发现子宫颈炎症,及时治疗。

十、调养措施

《傅青主女科》记载:"夫带下俱是湿症",湿邪又可分为内湿和外湿两种,内湿是由于肝、脾、肾功能失调,湿浊内蕴,任带失固,或者郁而化热,湿热下注造成;外湿多为湿毒秽浊之邪侵犯,致使带脉失约形成白带异常。所以,一方面,保持精神愉快,积极锻炼身体,增强机体抗病能力;另一方面,注意卫生,避免病原体侵害机体。

可以采用下面的食疗方法改善脏腑功能,提高抗病能力,清除湿热邪毒。

(一)鸡冠花米仁茶

制作方法:鸡冠花 30g 放入药包,加入薏苡仁 30g、赤小豆 30g,水适量,烧开,煮 1 小时,取出药包,加入冰糖,分次食用。

作用功效:清热利湿,收敛止带。

(二)三妙鹌鹑汤

制作方法:薏苡仁 30g、蒲公英 15g 放入药包,鹌鹑 2 只洗净,鹌鹑蛋 10 枚,加入新鲜铁棍山药 60g,大枣 3 枚,葱、姜、料酒、盐、水适量,炖煮 30 分钟,分次食用。

作用功效:健脾益气,清热化湿。

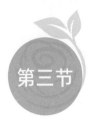

第三节 反反复复带下量多是怎么回事

晓槿最近感觉白带变多了,内裤上总是黄黄的,上周和老公爱爱后阴道分泌物里有血丝,遂到医院就诊。医生为晓槿做妇科检查时发现子宫颈呈糜烂样改变,有脓样分泌物从子宫颈口流出,诊断为慢性宫颈炎。

一、诱发因素或好发人群

慢性宫颈炎可以有急性宫颈炎病史,也可能由沙眼衣原体、生殖支原体等病原体持续感染导致,好发于患性传播疾病的高危人群和有生殖道慢性炎症长期刺激的人群。

二、自觉症状

1. 白带增多,淡黄色或脓性。

2. 少数患者在性生活后出血,或者有经间期出血。

3. 妇科检查:子宫颈呈糜烂样改变,或者子宫颈口有分泌物覆盖或流出,或者见宫颈息肉,或者子宫颈肥大。

注意,多数慢性宫颈炎患者没有临床症状。

三、诊断与鉴别诊断

1. 无症状,或者出现淡黄色或脓性白带增多症状,有时可能出现性生活后出血、经间期出血。

2. 妇科检查:子宫颈糜烂样改变、息肉或肥大,可有黄色分泌物覆盖子宫颈口或从子宫颈口流出。

3. 需要与子宫颈生理性柱状上皮异位、子宫颈上皮内瘤变、早期子宫颈癌表现的"子宫颈糜烂样改变"相鉴别;子宫颈腺囊肿应与子宫颈腺癌相鉴别。

4. 对于子宫颈糜烂样改变者需要进行 TCT 和 / 或 HPV 检测,必要时行阴道镜下病损活检,排除子宫颈上皮内瘤变或子宫颈癌。

四、并发症

慢性宫颈炎迁延不愈,炎症长期刺激,可导致慢性宫颈管黏膜炎、宫颈息肉、宫颈肥大;慢性宫颈炎还会引起子宫颈腺管口狭窄、阻塞,可造成子宫颈腺囊肿。

五、中医病因病机与辨证论治

中医学认为,慢性宫颈炎可归属于"带下病"范畴,其病位在胞宫,与肝、脾、肾功能失常有关,任脉不固、带脉失约导致湿邪下注,日久气血瘀阻、湿毒内积而成。

（一）湿热下注证

症状：带下量多，色黄或呈脓性，外阴瘙痒；胃口不佳，可见口苦、口腻；小腹疼痛，小便短赤；舌红，苔黄腻或厚，脉濡数。

治则：清利湿热止带。

方药：止带方（《世补斋医书》加减）。

猪苓12g，茯苓12g，车前子12g，泽泻10g，茵陈12g，赤芍10g，牡丹皮10g，川黄柏10g，栀子10g，牛膝6g。中药煎两次，共300ml，早、晚分服。

（二）湿毒蕴结证

症状：带下异常，量多，色黄或淡黄、黄白或赤黄相兼，质清稀或黏稠，或呈豆渣样，有异味，或阴痒，神疲纳呆，小腹坠胀，尿频、尿痛，苔黄腻，脉濡弱。

治则：健脾益气，化湿解毒。

方药：五味消毒饮（《医宗金鉴》）加土茯苓、薏苡仁、贯众。

金银花9g，野菊花、蒲公英、紫花地丁、紫背天葵各4g，土茯苓15g，薏苡仁30g，贯众9g。中药煎两次，共300ml，早、晚分服。

六、治疗原则

（一）西医

不同病变表现采用不同治法。

1. 无症状的糜烂样改变、子宫颈肥大，定期随访即可。

2. 有炎症表现的糜烂样改变，伴有慢性子宫颈管黏膜炎者，可以使用局部治疗（包括电凝法、激光、冷冻、微波、中药栓剂等）。治疗前必须除外子宫颈上皮内瘤变、子宫颈癌和淋病奈瑟球菌、沙眼衣原体感染。

3. 宫颈息肉可行息肉摘除术，术后将切除息肉送病理组织学检查，明确良、恶性。

4. 如果检测到淋病奈瑟球菌、沙眼衣原体，需要口服或肌内注射用药，并要求性伴侣同时治疗。

（二）中医

1. 辨证施治，口服中药配合子宫颈局部用药。

2. 子宫颈敷药：川黄柏、苍术、龙胆草各 6g，蛇床子、苦参、土茯苓各 9g，生百部 3g，冰片 0.4g，研成细末，调成糊状，敷于子宫颈患处，每日 1 次。

七、临床验案

刘女士，35 岁，已婚，因"带下量多 2 年余，加重 1 周"来就诊。自觉时有腰酸，神疲乏力，尿频尿痛；带下色黄、量多、有异味，反复 2 年余。妇科检查发现，阴道见黄色脓性分泌物；子宫颈表面呈糜烂样改变，6 点钟位置见 1.5cm×0.3cm×0.3cm 息肉样赘生物，有黏液样分泌物覆盖子宫颈口。阴道分泌物检查显示白细胞（++），子宫颈管分泌物培养显示淋病奈瑟球菌（-）、沙眼衣原体（-）、支原体（-），HPV（-），TCT：未见上皮内病变或恶性病变（NILM）。舌红，苔黄腻，脉濡数。

西医：根据带下增多 2 年、妇科检查子宫颈表现、实验室检查，诊断为慢性宫颈炎。治疗：鉴于刘女士子宫颈赘生物，行子宫颈赘生物摘除术。

中医辨证：根据刘女士症状、舌苔、脉象，属于湿热下注证，因病程已久，已经兼夹神疲乏力、腰酸等肾虚之象，宜健脾利湿，清肾止带。易黄汤加减：猪苓 15g，茯苓 15g，山药 30g，芡实 30g，车前子 9g，茵陈 15g，川黄柏 9g，白果 9g。

临证分析：刘女士带下量多、反复不愈，持续 2 年余，最近带下量多、加重前来就诊。此时实验室检查结果均阴性，依据妇科检查所见，西医诊断为慢性宫颈炎、宫颈息肉。治疗时，一方面，行摘除术去除局部赘生物；另一方面，结合患者带下量多色黄、舌红、苔黄腻、脉濡数等临床表现，属于中医"带下病（湿热下注证）"。《傅青主女科》认为，此类黄带须"补任脉之虚，清肾火之炎"，本例治拟"易黄汤"加减，并且在中药内服同时联合子宫颈敷药，整体调节的同时注重局部治疗，标本兼顾，内外同治，提高疗效。嘱患者注意随访，定期检查子宫颈 TCT 和 HPV。

八、就诊策略

定期体检，每年一次妇科检查非常重要。

九、预防措施

1. 开展保健和卫生相关的科普活动，加大宣传力度，让女性对本病有科学的认知，避免讳疾忌医或过度治疗。

2. 明确无症状的慢性宫颈炎可以不用治疗，不随意使用阴道清洗药物或栓剂，减少药物对子宫颈造成的损伤。

3. 做好避孕措施,减少人工流产的次数,降低子宫颈感染的风险。

4. 定期检查,对确诊的慢性宫颈炎定期进行子宫颈防癌筛查,如 TCT、HPV 检测等,及时发现子宫颈病变。

5. 保持健康的生活作息和愉快的心情,增强身体抗病能力。

十、调养措施

慢性宫颈炎不是子宫颈癌,所以放松心情,不要过度紧张;不要选择阴道冲洗的方式进行长期治疗;注意性生活卫生;适量运动,提高抗病能力;可以配合健脾益气、清热解毒的食疗方进行调养。

(一)乌骨鸡汤

制作方法:乌骨鸡 1 只,洗净,将白果、莲子、糯米各 15g,胡椒 3g,装入鸡腹中,文火炖至鸡熟,分次食用。

作用功效:健脾利湿,收敛止带。

(二)马齿苋茶

制作方法:鲜马齿苋 30g,洗净切碎,加入适量水,放入砂锅内煎取汁液,去渣,调入适量冰糖饮用。

作用功效:清热解毒,利湿止带。

小贴士:

　　慢性宫颈炎可表现为子宫颈柱状上皮异位(旧称子宫颈糜烂):临床常根据子宫颈柱状上皮异位的面积将其分为轻、中、重三度:①轻度,子宫颈柱状上皮异位所占面积为子宫颈总面积 1/3 以内;②中度,异位面积占 1/3 ~ 1/2;③重度,异位面积超过 1/2 总面积。

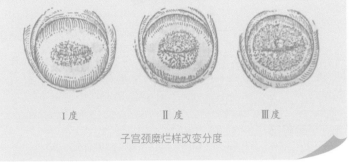

Ⅰ度　　　　　　Ⅱ度　　　　　　Ⅲ度

子宫颈糜烂样改变分度

小贴士:

子宫颈在什么情况下是内、外相通的

　　子宫颈位于子宫下部,内口与子宫体相连,外口深入阴道,内、外口中间为长梭形管腔,是保护子宫和盆腔的一道大门。子宫颈"身兼数职"——月经来潮时经血通过子宫颈口从阴道流出;排卵期精子通过子宫颈管进入子宫内;分娩时胎儿通过扩大的子宫颈口娩出;阴道不规则出血时,子宫颈口亦呈开放状态。在这些情况下,子宫颈内、外相通,病原体可以通过子宫颈上行性感染引起盆腔炎。

因此，女性处于月经期、排卵期、分娩、流产后、阴道不规则出血时，要格外注意生理卫生，避免引起妇科炎症。

小贴士：

慢性宫颈炎的病变表现

1. 慢性子宫颈管黏膜炎　持续性子宫颈管黏膜炎，表现为子宫颈管黏液及脓性分泌物增多，并且反复发作。

2. 宫颈息肉　是子宫颈管腺体和间质的增生向子宫颈外口突出而形成的，呈舌形、红色，一般有蒂，蒂根部在子宫颈管内，也有根部在子宫颈外口的。通常宫颈息肉为单发性，也可为多发。

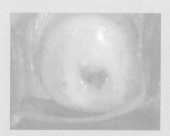
慢性宫颈炎

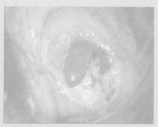
宫颈息肉

3. 子宫颈肥大　慢性炎症的长期刺激，导致子宫颈腺体和间质增生，造成子宫颈肥大，硬度增加。

4. 子宫颈腺囊肿（纳博特囊肿）　子宫颈柱状上皮的腺口阻塞，腺体内的分泌物潴留导致腺腔扩张形成。腺囊肿

可大可小,突出于子宫颈表面。小的仅有小米粒大,大的可达玉米粒大,呈青白色。

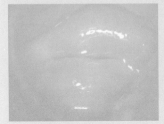

子宫颈肥大

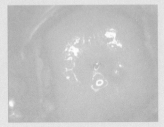

子宫颈腺囊肿

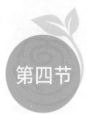

第四节 子宫颈炎症会造成子宫颈癌吗

人们都是谈"癌"色变，很多女性做妇科检查，听说自己有"子宫颈糜烂""宫颈炎"，就害怕自己快得癌症了，很是恐惧……宫颈炎和子宫颈癌都是子宫颈的病变，那么它们有什么相同和不同之处呢？

急性宫颈炎和子宫颈癌都会出现阴道分泌物过多、有异味、性生活后出血等症状，妇科检查发现子宫颈表面呈糜烂样改变、有脓苔覆盖，有时候肉眼难以鉴别。这些相同点使得子宫颈癌不易被发现，影响疾病的进一步诊治。

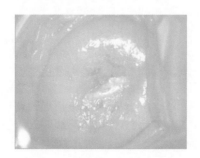

急性宫颈炎

其实，想要鉴别宫颈炎和子宫颈癌并不难，关键在于定期进行子宫颈癌筛查，每年一次 TCT，定期 HPV 检测，必要时行阴道镜检查和子宫颈活检，可以在非常早期明确诊断子宫颈鳞状上皮

内病变[低级别鳞状上皮内病变(LSIL)、高级别鳞状上皮内病变(HSIL)],并且得到早期治疗,不至于迁延至子宫颈癌。

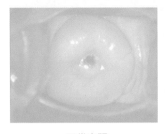
正常宫颈

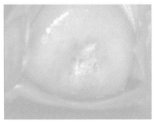
低级别鳞状上皮内病变

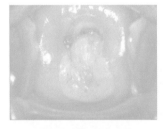
高级别鳞状上皮内病变

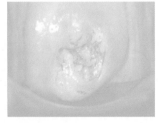
宫颈癌

辨别清楚二者的异同点之后,有些女性朋友就会担忧这两种疾病有哪些联系,宫颈炎经久不愈会发展成子宫颈癌吗?

想要回答这个问题,首先要搞清楚子宫颈癌发生的病理基础。

高危HPV持续感染是子宫颈癌发生的必要条件。HPV病毒是一种DNA病毒,具有高度宿主特异性,适于在温暖、潮湿的环境中生长,主要感染人体特异部位的皮肤、黏膜,性接触为其主要传播途径,感染性强,能够引起子宫颈鳞状上皮内病变和子宫

颈癌。

但是 HPV 感染不是子宫颈癌发生的唯一条件,还需要其他致病因素的协同刺激。与子宫颈癌发生有关的因素:生殖道其他微生物感染(如单纯疱疹病毒、淋球菌、衣原体、假丝酵母菌)、性激素替代及口服避孕药、吸烟等多种因素引起的免疫力低下等。

所以,宫颈炎和子宫颈癌没有必然联系,但是严重的宫颈炎症可能会增加子宫颈细胞癌变的概率。炎症刺激可能会导致子宫颈表面的鳞状上皮细胞被柱状上皮细胞替代,从而降低子宫颈的黏膜免疫、体液免疫、细胞免疫等免疫功能。因此,子宫颈在这种状态下更容易感染细菌、病毒等病原体,而且感染之后,由于子宫颈防御"安全网"受损、局部免疫力降低、炎性分泌物增多,机体自动清除 HPV 的能力也随之降低,这种持续感染的状态会增加子宫颈细胞癌变的概率。

可见,宫颈炎不会直接造成子宫颈癌,但是能够间接增加子宫颈癌变的可能性,对子宫颈鳞状上皮内病变向癌变发展起到推波助澜的作用。

第四章

内外双修，清除花蕊的炎症

——盆腔炎的诊治

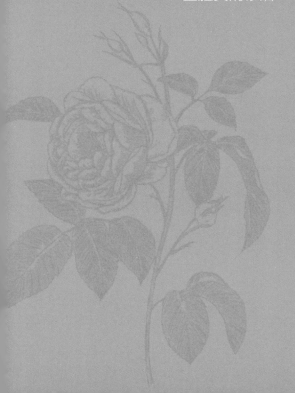

第一节 盆腔炎是怎么回事

盆腔炎包括我们熟知的急性盆腔炎和慢性盆腔炎,主要发生于女性育龄期,而幼女、无性生活和绝经后的女性很少发生盆腔炎。盆腔炎是女性上生殖道发生感染的疾病,包括子宫、输卵管、卵巢、盆腔腹膜以及周围的结缔组织等发生的炎症。

盆腔炎在急性期没有得到及时、有效的治疗,会引起输卵管、卵巢以及周围组织的粘连,影响这些脏器的功能,导致不孕症、宫外孕或反复发作的慢性盆腔疼痛,影响女性健康,给她的家庭带来痛苦。

一、急性盆腔炎的分类

盆腔炎炎症累及范围的跨度比较大,可以局限于一个部位,比如子宫内膜炎;也可同时累及几个部位,比如输卵管卵巢脓肿,甚至累及周围的腹膜、韧带和结缔组织。

盆腔炎急性发作时,根据受累的部位不同,可以分为下面这些类型。

1. 急性子宫内膜炎及子宫肌炎。

2. 急性输卵管炎、输卵管积脓、卵巢周围炎、卵巢脓肿、输卵管卵巢脓肿。

3. 急性盆腔腹膜炎。

4. 急性盆腔结缔组织炎。

5. 败血症及毒血症。

6. 肝周围炎（菲科综合征）。

其中，卵巢白膜是良好的防御屏障，卵巢常与发炎的输卵管伞端粘连而发生卵巢周围炎；或者炎症物质通过卵巢排卵的破孔侵入卵实质形成卵巢脓肿，与输卵管伞端粘连，称为输卵管卵巢炎，俗称附件炎。附件炎可以造成输卵管管腔变窄，或周围粘连影响输卵管拾卵和蠕动送卵，造成输卵管炎性不孕症、宫外孕。

盆腔内器官发生严重感染时，往往蔓延到盆腔腹膜，发生急性盆腔腹膜炎，造成盆腔脏器粘连，脓液积聚在腹膜粘连间隙之间，形成散在小脓肿；如果脓液大量积聚在盆腔底部的直肠子宫陷凹，会形成盆腔脓肿；也可能进入腹腔引起弥漫性腹膜炎。

如果病原体毒性强、数量多，或者患者抵抗力低下，会发生败血症、脓毒血症。淋病奈瑟球菌及衣原体感染时，可能引发肝包膜炎症而合并肝周围炎，临床表现不仅有下腹痛，还会出现右上腹痛。

二、慢性盆腔炎（盆腔炎性疾病后遗症）的主要病理改变

约 25% 的盆腔炎性疾病会发生一系列后遗症，即盆腔炎性疾病后遗症，又称慢性盆腔炎。

慢性盆腔炎的主要病理改变有组织结构破坏、盆腔腹膜广泛粘连、盆腔结缔组织增生及瘢痕形成，导致子宫固定、活动度差，

输卵管阻塞、积水，输卵管卵巢囊肿，从而导致输卵管炎性不孕、异位妊娠、慢性盆腔疼痛、盆腔炎性疾病的反复发作。其中，有盆腔炎性疾病病史的女性不孕症的发生率为 20% ～ 30%，异位妊娠的风险可增加 8 ～ 10 倍，慢性盆腔痛的风险增加 4 倍。

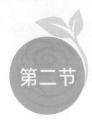

第二节　哪些病菌会造成盆腔炎性疾病

盆腔炎性疾病的病原体有外源性和内源性两个来源,两种病原体可单独存在,也可以混合感染。

一、外源性病原体

外源性病原体主要为性传播疾病的病原体,包括沙眼衣原体、淋病奈瑟球菌;其他病原体有支原体,包括人型支原体、生殖支原体以及解脲支原体。在我国,现有流行病学资料显示,性传播感染的病原体(如淋病奈瑟球菌、沙眼衣原体)与盆腔炎性疾病的发生有着密切关系。

二、内源性病原体

内源性病原体主要为寄居在阴道内的微生物群,包括需氧菌和厌氧菌,盆腔炎性疾病以厌氧菌和需氧菌的混合感染多见,70% ~ 80%盆腔脓肿可培养出厌氧菌。厌氧菌主要有脆弱类杆菌、消化球菌、消化链球菌;需氧或兼性厌氧菌有金黄色葡萄球菌、溶血性链球菌、大肠埃希菌。厌氧菌感染的特点是脓液有粪臭气味并有气泡,容易形成盆腔脓肿、感染性血栓静脉炎。

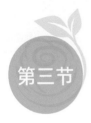

第三节 盆腔炎性疾病的感染途径有哪些

盆腔炎性疾病的感染途径主要有以下 4 种。

一、经生殖道黏膜上行蔓延

病原体侵入外阴、阴道,或阴道内的菌群沿着子宫颈黏膜、子宫内膜、输卵管黏膜上行,蔓延至盆腔和腹腔,是女性最主要的盆腔炎性疾病感染途径。

二、经淋巴系统蔓延

病原体经外阴、阴道、子宫颈及子宫体创伤处的淋巴管侵入盆腔,感染盆腔结缔组织和卵巢、输卵管等内生殖器,是流产、放置宫内节育器等经子宫腔手术后感染和产褥感染的主要途径。

三、经血液循环传播

病原体先侵入人体的其他系统,再经血液循环感染内生殖器,是结核菌感染的主要途径。

四、直接蔓延

腹腔、盆腔其他脏器感染后,直接蔓延到内生殖器,比如阑尾炎常引起右侧输卵管炎。

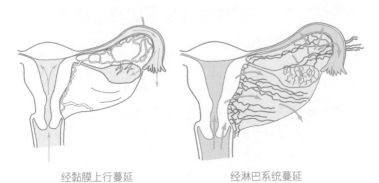

经黏膜上行蔓延　　　　　　经淋巴系统蔓延

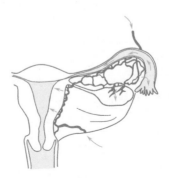

经血行传播

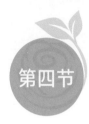

第四节　哪些情况下女人花蕊会得炎症

——盆腔炎性疾病的高危因素

盆腔炎性疾病好发于育龄期女性，没来月经的幼女、没有性生活的女性和绝经后的女性很少发生盆腔炎性疾病。那么盆腔炎性疾病的高危因素有哪些呢？

一、年龄

盆腔炎性疾病的高发人群为 20 ～ 35 岁的性活跃期女性；性活动频繁、子宫颈糜烂样改变的年轻女性更容易发生盆腔炎性疾病。另外，排卵期、月经期时，子宫颈对病菌的机械防御能力较差，容易发生盆腔炎。

二、性活动

盆腔炎大多发生在性活跃期女性，尤其是初次性生活年龄小、有多个性伴侣、性交过频以及性伴侣患有性传播疾病者。

三、下生殖道感染

下生殖道(包括外阴、阴道、子宫颈)感染，如淋病奈瑟球菌性宫颈炎、衣原体性宫颈炎以及细菌性阴道病等，与盆腔炎的发

生密切相关。

四、子宫腔内手术操作后感染

刮宫术、输卵管通液术、子宫输卵管造影术、宫腔镜检查等经子宫腔手术容易造成生殖道黏膜损伤、出血、坏死,导致病原体经过伤口处的淋巴管侵入盆腔,造成盆腔感染。

五、性卫生不良

月经期性生活、使用不洁的月经垫、不注意保持外阴清洁、经常冲洗阴道等行为,均可使病原体上行侵入盆腔而引起炎症。

六、邻近器官炎症直接蔓延

如阑尾炎、胃肠穿孔、腹膜炎等,脓液可直接蔓延至盆腔造成炎症。

七、盆腔炎性疾病再次急性发作

由急性盆腔炎失治、误治造成慢性盆腔炎的女性容易在劳累后、月经期、性生活后、排卵期等机体和生殖道防御能力下降时,再次感染病原体,导致炎症急性或亚急性发作。

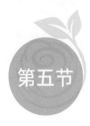

第五节 月经有异味，还有腹痛、发热
——急性盆腔炎的诊治

小敏月经还没有完全干净，跟老公爱爱，第二天突然感觉下腹疼痛，月经又开始多起来，呈脓血性，有异味，忍了两天，症状严重起来，还发热，体温 38.8℃，老公把她送到医院急诊。

医生说小敏得了急性盆腔炎，并且说，这次小敏得病与夫妻不注意性生活卫生，在月经没有完全干净就爱爱有关系。

一、自觉症状

1. 急性盆腔炎的典型症状：下腹痛、发热、阴道分泌物量多。

2. 月经期发病可出现经量增多、经期延长，非月经期发病可有白带增多。

3. 如果引起盆腔腹膜炎，会出现恶心、呕吐、腹胀、腹泻等症状。

4. 如果伴发尿路感染，会出现尿急、尿频、尿痛等症状。

5. 如果有脓肿形成，会出现局部包块及压迫刺激症状，包块发生在子宫前方，可出现排尿困难、尿频、尿痛等症状；包块发生在子宫后方，可出现肛门坠胀、腹泻等症状；如果出现右上腹疼痛

者,应怀疑有肝周围脓肿。

6. 病情严重或脓肿形成,可出现高热、寒战、头痛、食欲不振等症状,甚至发生感染性休克。

二、诊断与鉴别诊断

1. 本病好发于性活跃期的年轻女性,有多个性伴侣的女性更容易得本病;有不洁性生活史、近期经子宫腔手术史、慢性盆腔炎病史的女性是高发人群。

2. 急性盆腔炎症状严重程度的跨度很大,轻者仅有下腹痛、阴道分泌物增多;重者伴有发热、尿频、尿急、尿痛、腹泻等症状;更严重的会出现高热、寒战、脓肿形成,以及嗜睡或烦躁、呼吸浅促、心率加快、血压下降等感染性休克症状。

3. 妇科检查:子宫颈或阴道异常黏液脓性分泌物,有子宫颈举痛、子宫压痛或者附件区压痛。

4. 阴道分泌物常规检查见大量白细胞;红细胞沉降率升高,C反应蛋白升高。

5. 做阴道分泌物的病原体培养和药敏试验寻找病原体,指导治疗。

6. 高度怀疑子宫内膜炎时,可以进行子宫内膜活检,病理结果帮助诊断。

7. 经阴道超声或盆腔磁共振显示输卵管增粗、输卵管积水,伴或不伴有盆腔积液、输卵管卵巢肿块,或腹腔镜检查发现盆腔炎性疾病征象。

8. 盆腔炎性疾病应与急性阑尾炎、输卵管妊娠流产或破裂、卵巢囊肿蒂扭转或破裂等急症相鉴别。

小贴士：

由于盆腔炎性疾病的临床表现差异较大，因此临床正确诊断急性盆腔炎比较困难，但是，延误诊断又会导致慢性盆腔炎（盆腔炎性疾病后遗症）的发生。2010年美国疾病预防控制中心（CDC）提出了盆腔炎性疾病的诊断标准，有助于提高对盆腔炎性疾病的认识。

盆腔炎性疾病的诊断标准（美国 CDC 诊断标准，2010 年）

最低标准
子宫颈举痛或子宫压痛或附件区压痛。
附加标准
口腔温度 ≥ 38.3℃。
子宫颈或阴道异常黏液脓性分泌物。
阴道分泌物显微镜检查见白细胞增多。
红细胞沉降率升高。
C 反应蛋白升高。
实验室检查证实子宫颈淋病奈瑟球菌或衣原体阳性。
特异标准
子宫内膜活检组织学证实子宫内膜炎。
阴道超声或磁共振检查显示输卵管管壁增粗、管腔积液，可伴有盆腔游离液体或输卵管卵巢包块。
腹腔镜检查见输卵管表面明显充血、输卵管水肿、输卵管伞端或浆膜层有脓性渗出物等。

三、并发症

盆腔炎性疾病的并发症包括尿路感染、败血症、脓毒血症、肝周围炎、不孕、宫外孕等。盆腔炎症波及泌尿系统时可引发尿路感染等;当感染的病原体毒性强、数量多、患者抵抗力降低时,易发生败血症或脓毒血症;淋病奈瑟球菌及衣原体感染可引起肝周围炎;严重的输卵管炎可造成输卵管管腔阻塞、狭窄、蠕动功能异常以及伞端闭锁,从而引起输卵管炎性不孕、宫外孕。

四、中医病因病机与辨证论治

中医古籍没有盆腔炎的病名,但是在"热入血室""带下病""妇人腹痛"等记载中可以找到辨治思路。本病主要病因病机为"湿、热、邪毒"等外邪与冲任、胞宫之气血胶结,邪正相争。

(一)热毒炽盛证

症状:下腹灼热、疼痛难忍、拒按,寒战高热,或壮热不退;带下量多,色黄或赤白如脓血,味臭秽;月经量多或淋漓不净;烦渴欲饮,大便燥结,小便短赤。舌质黯红或深红,苔黄燥,脉数或弦数。

治则:清热解毒,利湿排脓。

方药:龙胆泻肝汤(《医方集解》)去木通,酌加苦参、黄连。

龙胆草 6g,栀子 9g,黄芩 9g,泽泻 12g,车前子 9g,柴胡 6g,生甘草 6g,当归 3g,生地黄 9g,苦参 9g,黄连 9g。中药煎两次,共 300ml,早、晚分服。

(二)湿毒壅盛证

症状:下腹或腰骶部胀痛拒按,发热恶寒,或高热;带下量多,色黄或黄绿如脓,味臭秽,月经量多或淋漓不净;口苦口腻,大便稀溏,小便短赤。舌质黯红,苔黄厚腻,脉滑数。

治则:清热解毒,利湿排脓。

方药:五味消毒饮(《医宗金鉴》)合大黄牡丹汤(《金匮要略》)加减。

金银花 9g,野菊花、蒲公英、紫花地丁、紫背天葵各 4g,大黄 18g,牡丹皮 9g,桃仁 12g(50 个),冬瓜子 30g,芒硝 9g。中药煎两次,共 300ml,早、晚分服。

(三)湿热蕴结证

症状:下腹部胀痛拒按,腰骶胀痛,或有低热起伏;带下量多,色黄质稠或味臭;经期延长或淋漓漏下不止;脘闷纳呆,大便黏腻,小便黄少。舌质红或黯红,苔黄腻,脉弦滑或滑。

治则:清热利湿,化浊解毒。

方药:萆薢渗湿汤(《疡科心得集》)酌加穿心莲、苍术。

萆薢 15g,薏苡仁 30g,牡丹皮 12g,川黄柏 12g,赤茯苓 30g,泽泻 12g,通草 12g,滑石 30g,穿心莲 9g,苍术 9g。中药煎两次,共 300ml,早、晚分服。

(四)瘀热内结证

症状:下腹刺痛,或痛处固定;或有低热起伏,日晡或入夜尤

甚;带下量多,色黄或赤白相兼,味臭,月经量多夹块或淋漓不尽,口渴不欲饮,大便燥结,小便黄少。舌质绛红或深红,边有瘀斑或瘀点,苔黄,脉弦数或弦涩。

治则: 清热利湿,化瘀止痛。

方药: 银甲丸(《王渭川妇科经验选》)加减。

金银花 15g,连翘 15g,升麻 15g,红藤 24g,蒲公英 24g,生鳖甲 24g,紫花地丁 30g,生蒲黄 12g,椿根皮 12g,大青叶 12g,茵陈 12g,琥珀末 12g,桔梗 12g。中药煎两次,共 300ml,早、晚分服。

五、治疗原则

本病采用中西医结合治疗,能够取得良好疗效,并且有助于降低盆腔炎性疾病后遗症的发生率。

(一)西医

1. 首选抗生素药物治疗,根据阴道分泌物病原体培养和药敏试验结果选用有效抗生素;在实验结果出来前,可先使用广谱抗生素联合用药。抗生素使用时间为 14 日,最少不能低于 10 日。

2. 若已形成盆腔脓肿,必要时需手术治疗。

3. 有效半卧位,使脓液积聚于直肠子宫陷凹而使炎症局限。

4. 积极支持治疗,补充液体,注意纠正电解质紊乱及酸碱失衡;给予高热量、高蛋白、高维生素流食或半流食。

5. 避免不必要的妇科检查,以免炎症扩散。

(二)中医

1. 根据辨证口服中药治疗。

2. 盆腔脓肿形成后可以用大黄牡丹汤外敷治疗。

3. 出现感染性休克时,可以服用安宫牛黄丸或紫雪丹等以清热解毒、镇惊开窍。

(三)性伴侣的治疗

对于培养发现淋病奈瑟球菌、衣原体的盆腔炎性疾病患者,出现症状前 60 日内接触过的性伴侣,需要进行检查和治疗。

六、临床验案

赵女士,28 岁,已婚。因"下腹胀痛、拒按,伴发热 2 日"来就诊。下腹部胀痛拒按,白带色黄量多、腥臭味,体温 38℃。妇科检查发现,阴道:见脓性分泌物,量多;子宫颈:表面脓性分泌物附着,举痛(+);子宫体:前位,正常大小,压痛(+);附件:两侧压痛、增厚感。阴道分泌物检查显示白细胞(++++);阴道分泌物一般培养显示金黄色葡萄球菌生长,淋病奈瑟球菌(-)、沙眼衣原体(-)、支原体(-);血常规:14.67×10^9/L ↑,中性粒细胞百分比 88.6% ↑;CRP:16.89mg/L ↑;红细胞沉降率:63mm/h ↑;阴道超声显示:子宫前位,大小 54mm×41mm×34mm,子宫肌层回声均匀;内膜厚度:7mm,回声均匀;右侧卵巢大小:32mm×26mm;左侧卵巢大小:33mm×26mm,内部回声未见明显异常。盆腔积液:49mm×20mm。就诊时自觉下腹部坠胀疼痛,发热恶寒,口苦口腻,大便不爽,小便短赤;舌暗红,苔黄厚

腻,脉滑数。

西医:根据妇科检查和子宫颈分泌物培养结果,诊断为急性盆腔炎。治疗:①根据子宫颈分泌物培养 + 药敏试验结果,给予头孢曲松钠 2g,静脉滴注,每日 1 次,连用 14 日;甲硝唑 500mg,静脉滴注,每日 2 次,连用 14 日;②支持治疗:物理降温,给予高热量、高蛋白、高维生素半流食;③嘱患者半卧位休息,使脓液积聚于直肠子宫陷凹而使炎症局限;④体温超过 38.5℃,需血培养,了解病情发展;⑤定期随访血常规、CRP、血电解质、阴道 B 超等,指导治疗。

中医辨证:根据赵女士的症状、舌苔、脉象,属于湿毒壅盛证,宜清热解毒,利湿排脓,予五味消毒饮合大黄牡丹汤加减。处方:蒲公英 15g,金银花 15g,野菊花 15g,紫花地丁 15g,天葵子 9g,生大黄(后下)12g,牡丹皮 15g,桃仁 12g,冬瓜仁 30g。中药煎两次,共 300ml,早、晚分服。

临证分析:赵女士因"下腹胀痛、拒按,伴发热 2 日"来就诊,根据症状、体征、实验室检查,诊断为急性盆腔炎。其中,妇科检查、子宫颈分泌物培养 + 药敏试验、血常规检查 + C 反应蛋白(CRP)、阴道 B 超等检查手段非常重要,可帮助明确诊断,并明确病原体和相应敏感抗菌药物,对后续的治疗具有指导意义。在这个案例中,敏感药物是头孢曲松钠,根据患者发热、腹痛的症状和体征,以及女性盆腔炎的特点,需要联合使用抗厌氧菌的甲硝唑治疗,提高疗效;同时抗生素需要应用足够长的时间,以防治疗不够彻底,造成盆腔炎后遗症、慢性盆腔痛;要注意加强支持治疗,以提高机体抗病能力;对于急性盆腔炎患者还需要密切观察病情发展,以防病情变化。本病例属于中医湿毒壅盛证,宜清热解毒,利湿排脓,可以予五味消毒饮合大黄牡丹汤治疗,可以口服,也可以打成粉末下腹部外敷。

七、就诊策略

急性盆腔炎的典型症状是下腹痛、发热、阴道分泌物量多，年轻女性发现有这些症状，应该及时到医院请医生诊断是否得了盆腔炎，以便尽早获得有效的抗感染治疗，以免盆腔炎后遗症的发生。

抗生素的使用原则是足量、有效、足够长时间，千万不要因为自己的腹痛好转了，就擅自停用抗生素，容易造成盆腔内病原体潜伏，适时复发，而迁延成为慢性盆腔炎。

八、预防措施

1. 加强经期、产褥期（包括流产后）的卫生保健；注意性生活卫生，阴道流血期间禁止性生活。

2. 及时治疗各类阴道炎和急性宫颈炎，避免上行感染。

3. 人工流产手术必须在正规、有资质的医院进行，以防术后感染。

4. 积极诊治阴道不规则出血，适当应用抗生素治疗，预防感染。

5. 保持外阴清洁，但是不能以用阴道清洗液冲洗阴道作为清洁手段。

6. 注意劳逸结合，调畅情志，饮食营养均衡，适当运动，避免无保护性的性生活。

九、调养措施

1. 患病期间注意休息,调畅情志,适当活动,避免性生活。

2. 饮食清淡而有营养,忌食生冷、辛辣刺激的食品;吃一些高蛋白、易消化的食物,如鱼肉、猪肉、鸡蛋等。

3. 急性盆腔炎发热患者要多饮水,也可以饮用鲜榨的橙汁、西柚汁、黄瓜汁、梨汁等,补充维生素。

4. 发热期间宜食清淡易消化饮食,对高热伤津的患者可给予苹果汁、西瓜汁等饮用,但不可冰镇后饮用。白带色黄、量多、质稠的患者属湿热证,忌食煎烤油腻、辛辣之物。

5. 可以用淮山药、蒲公英、金银花、连翘、忍冬藤等制作茶饮或药膳。

蒲公英茶

制作方法:蒲公英 15g、连翘 6g、生甘草 3g,加适量水,大火煮沸后小火煎煮 30 分钟,加入冰糖 20g,代茶饮。

作用功效:清热解毒,消肿散结。

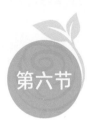

第六节 反反复复下腹痛会造成不孕吗
——慢性盆腔炎的诊治

丽丽最近1年来反复小腹疼痛,站立一段时间后下腹痛会加重,性生活以后也会发生腹痛,而且有下坠感,经常疲乏无力,无精打采,所以来妇科就诊了。

王医生详细询问病史,原来丽丽1年前做了一次药物流产,出血2个多星期快干净的时候,有了一次性生活,阴道又有了流血,还伴有小腹隐痛,当时也没有特别重视,再后来就经常会出现腹痛。王医生进行了检查,告诉丽丽患了"慢性盆腔炎"。

慢性盆腔炎往往是急性盆腔炎没有得到很好的诊断和治疗造成的"后遗症",本病的特点是"反复发作、缠绵难愈"的下腹痛,还会导致月经不调、不孕、盆腔包块等后果。

一、自觉症状

1. 慢性盆腔痛　下腹部坠胀、疼痛及腰骶部酸痛,常在劳累、长时间站立、性生活后以及月经前后加重。

2. 不孕和异位妊娠　盆腔炎性疾病患者不孕发生率为20% ~ 30%,异位妊娠发病率是正常女性的8 ~ 10倍。

3. 盆腔炎性疾病反复发作 据统计,有盆腔炎性疾病病史者的再次发病率高达 25%。

4. 全身症状 一般不明显,但是由于病程较长,患者常常感到疲倦,精神不振,月经期会伴有低热。

二、诊断与鉴别诊断

1. 盆腔炎性疾病反复发作的病史和慢性盆腔痛。

2. 有部分患者因为不孕和异位妊娠来就诊。

3. 妇科检查:若为盆腔结缔组织病变,子宫常呈后倾后屈,活动受限或粘连固定,子宫一侧或两侧有片状增厚、压痛,宫骶韧带常增粗、变硬,有触痛;若为输卵管病变,则在子宫一侧或两侧可触到呈索条状的增粗输卵管,并有轻度压痛;若为输卵管积水或输卵管卵巢囊肿,则在盆腔一侧或两侧可触及囊性肿物,附件包块活动大多受限。

4.B 超检查、腹腔镜检查、子宫输卵管碘油造影有助于本病诊断。

三、并发症

慢性盆腔炎又称盆腔炎性疾病后遗症,主要病理改变是组织的结构破坏、广泛粘连、增生及瘢痕形成,容易造成慢性盆腔痛、输卵管卵巢囊肿、异位妊娠、不孕、月经经期延长或排卵期出血等并发症,甚至有些女性因为饱受盆腔疼痛长期反复发作的困扰,出现情绪抑郁或焦虑。

四、中医病因病机与辨证论治

慢性盆腔炎病程缠绵,持续时间较长,可造成机体肝、脾、肾三脏功能失调,气血失衡,病理产物留滞冲任胞宫,与瘀血胶结,逐渐形成虚实夹杂的复杂病机。简而言之,本病的病理因素可以总结为"湿、热、瘀、寒、虚"五个方面。

(一)湿热瘀结证

症状:小腹胀痛,或痛连腰骶,经行或劳累或性生活后加重;可有下腹包块;带下量多,色黄;脘闷纳呆,口中黏腻,大便溏或秘结,小便黄赤;舌暗红,苔黄腻,脉滑或弦滑。

治则:清热利湿,化瘀止痛。

方药:银甲丸(《王渭川妇科经验选》)加减。

金银花 15g,连翘 15g,升麻 15g,红藤 24g,蒲公英 24g,生鳖甲 24g,紫花地丁 30g,生蒲黄 12g,椿根皮 12g,大青叶 12g,茵陈 12g,琥珀末 12g,桔梗 12g。中药煎两次,共 300ml,早、晚分服。

(二)气滞血瘀证

症状:下腹胀痛或刺痛,情志不畅则腹痛加重;经行量多,有瘀块,瘀块排出则痛缓;胸胁、乳房胀痛;或带下量多,色黄质稠;或婚久不孕;舌紫暗或有瘀点,苔白或黄,脉弦涩。

治则:疏肝行气,化瘀止痛。

方药:膈下逐瘀汤(《医林改错》)加减。

五灵脂 6g,当归 9g,川芎 6g,桃仁 9g,牡丹皮 6g,赤芍 6g,

乌药 6g,延胡索 3g,甘草 9g,香附 4.5g,红花 9g,枳壳 4.5g。中药煎两次,共 300ml,早、晚分服。

(三)寒湿瘀滞证

症状:下腹冷痛或刺痛,腰骶冷痛,得温则减;带下量多,色白质稀;月经量少或月经错后,经色暗或夹血块;形寒肢冷,大便溏泄;或婚久不孕;舌质淡暗或有瘀点,苔白腻,脉沉迟或沉涩。

治则:祛寒除湿,化瘀止痛。

方药:少腹逐瘀汤(《医林改错》)合桂枝茯苓丸(《金匮要略》)加减。

小茴香 1.5g,干姜 0.6g,延胡索 3g,没药 3g,当归 9g,川芎 3g,肉桂 3g,赤芍 6g,蒲黄 9g,五灵脂 6g。中药煎两次,共 300ml,早、晚分服。

桂枝、茯苓、牡丹皮、桃仁、芍药各等份,研末,炼蜜为丸,如兔屎大。

(四)气虚血瘀证

症状:小腹隐痛或坠痛,缠绵日久,或痛连腰骶,或有下腹部癥块;带下量多,色白质稀;经期延长或量多,经血淡暗;精神萎靡,体倦乏力,胃口不佳;舌淡暗,或有瘀点,苔白,脉弦细或沉涩。

治则:益气健脾,化瘀止痛。

方药:理冲汤(《医学衷中参西录》)去天花粉、知母合失笑散(《太平惠民和剂局方》)。

生黄芪 9g，党参 6g，白术 6g，生山药 15g，三棱 9g，莪术 9g，生鸡内金 9g，五灵脂 6g，蒲黄 6g。中药煎两次，共 300ml，早、晚分服。

(五)肾虚血瘀证

症状：下腹绵绵作痛或刺痛，痛连腰骶，遇劳加重，喜温喜按，头晕耳鸣，畏寒肢冷，或伴月经后期或量少，经血色暗夹块，夜尿频多，或婚久不孕；舌暗淡，苔白，脉沉涩。

治则：温肾益气，化瘀止痛。

方药：温胞饮(《傅青主女科》)合失笑散(《太平惠民和剂局方》)加减。

白术 30g，巴戟天 30g，补骨脂 6g，杜仲 9g，人参 9g，菟丝子 9g，怀山药 9g，芡实 9g，肉桂 9g，制附子 0.6g，五灵脂 6g，蒲黄 6g。中药煎两次，共 300ml，早、晚分服。

五、治疗原则

慢性盆腔炎病程迁延，疼痛反复发作，但是实验室检查常常查不到炎症迹象和病原体，因此抗生素治疗往往不能收到很好的疗效。中医学具有辨证与辨病相结合、内治和外治相结合、全身与局部相结合的特点，能够取得良好疗效。

(一)西医

1. 盆腔炎发作时，采用抗生素抗感染治疗。

2. 不孕症患者，可以采用辅助生殖技术协助受孕。

3. 输卵管积水患者,可以选择手术治疗。

4. 慢性盆腔痛患者,选择对症处理。

(二)中医

1. 辨证论治,口服中药治疗。

2. 中药保留灌肠:辨证施治的口服中药同时可以用来保留灌肠,使药物进入直肠后通过肠道黏膜吸收,提高药物在盆腔内的局部浓度,取得较好疗效。

3. 针灸治疗:可调畅经络、脏腑气血,改善慢性盆腔痛。可以针刺足三里、三阴交、内关、关元,灸关元、气海、中极、子宫、八髎,每日或隔日1次。

4. 中药外治

(1)中药药包热敷:辨证施治的中药,打碎成粉末,隔水蒸30分钟,热敷于下腹部或腰骶部。

(2)中药穴位敷贴:辨证施治的中药,打碎成粉末,水调和后贴敷于三阴交、气海、关元等穴位。

(3)中药离子导入:辨证施治的中药浓煎后,通过中药离子导入仪导入,使药物通过穴位处皮肤直接渗透、吸收。

(4)综合疗法:对于难治性慢性盆腔炎患者,单纯中药或西药一种治疗方法疗效不甚满意,因此,可以在辨证和辨病相结合的基础上多途径给药,全身和局部相结合,提高疗效。

(5)心理疏导,增强患者治疗的信心。

六、临床验案

孙女士,36岁,已婚,因"反复下腹部坠胀、疼痛2年余,加重1周"来就诊。患者2年前无明显诱因出现下腹部胀痛明显,于当地医院就诊,诊断为急性盆腔炎,行抗炎治疗5日,疼痛缓解则自行停药。后症状反复,时有下腹部坠胀、疼痛,劳累后加重,痛连腰骶,神疲乏力,偶有低热。近1周因劳累后不适症状加重,遂来就诊。妇科检查发现,阴道:分泌物稍多,色黄,有异味;子宫颈:轻糜,无举痛;子宫:后位,正常大小,轻压痛(+),右附件区增厚,压痛(+),左附件区(−)。阴道分泌物检查:镜检白细胞(+);阴道分泌物一般培养显示:衣原体(−)、人型支原体(−)、解脲支原体(−)、淋球菌未生长;血常规:白细胞计数7.53×10⁹/L,中性粒细胞百分比66.3%,CRP < 0.5mg/L。红细胞沉降率:2mm/h。阴道B超示:子宫后位,大小53mm×45mm×41mm,子宫回声欠均匀;内膜:8mm,回声均匀;Rov:3mm×24mm;Lov:23mm×20mm。盆腔积液:30mm×35mm。现患者自觉小腹胀痛,痛连腰骶,劳累后加重,偶有低热,口中黏腻,胃纳欠佳,大便黏腻,舌淡红,边有齿印,苔薄黄腻,脉弦滑。

西医治疗:西医根据病史、妇科检查和阴超检查,诊断为慢性盆腔炎。治疗:患者存在慢性盆腔痛,可采用微波治疗、红外线理疗方法缓解症状。

中医辨证:根据孙女士症状、舌苔、脉象,属于正虚邪实,气虚血瘀证,宜扶正祛邪,化瘀止痛,兼以清热利湿。自拟处方:黄芪30g,桂枝9g,茯苓30g,桃仁9g,升麻6g,柴胡6g,红藤30g,败酱草15g,鳖甲15g,生蒲黄9g,五灵脂9g,制香附9g,椿根皮12g,琥珀末(冲)6g,蛇床子6g。7剂,水煎服。①根据辨证,上方水煎服300ml,每日1剂,早、晚餐后半小时服用;②中药保留灌肠:将辨证施治的中药方加水煎至100ml,睡前保留灌肠,每日

1 次,连用 10 日,经行停药;③经行之时改用中药药包外敷:将中药打碎成粉末,装入薄布袋中,隔水蒸 30 分钟,热敷于下腹部,每晚 1 次;④疼痛严重时,针刺双侧三阴交、阴陵泉、血海、足三里,留针 20 分钟,隔日 1 次。

临证分析:孙女士 2 年前曾患急性盆腔炎,于外院抗生素药物治疗,腹痛稍好转后便自行停止用药,造成盆腔炎性疾病和盆腔疼痛反复发作。此类患者没有明显的炎症表现,不需要反复使用抗生素。中医综合治疗在此类病患中疗效确切。孙女士除了口服中药以外,还可以在经期和非经期选用不同的外治方法,增强疗效,腹痛比较明显时,还可以加用针灸治疗。

孙女士慢性盆腔疼痛在劳累、性生活、经期、排卵期等情况下容易反复发作,使她的生活质量降低,所以要做好心理疏导,帮助她调整好心态,并且适当锻炼身体,平时服用一些药膳,提高机体免疫力,以增强她治愈的信心。

七、就诊策略

由于慢性盆腔炎往往是急性盆腔炎失治、误治造成的,因此,在急性盆腔炎期间一定要中西医结合积极、有效地治疗,以降低慢性盆腔炎的发生率。对于已经患慢性盆腔痛、不孕、盆腔包块的患者,也不要焦虑、烦躁,根据不同疾病、不同就诊目的,选择不同治疗方法,可以获得较好的疗效。

同时,要有良好心态,锻炼身体,注意劳逸结合,增加营养,增强机体抵抗力,多方面共同努力,改善盆腔炎性疾病反复发作情况。

八、预防措施

1. 如果已患盆腔炎性疾病，出现腹痛、发热、带下等症状，应尽早就医、有效治疗，以免病情迁延。

2. 注意个人卫生和性生活卫生，每天清洗外阴，换洗内裤，做到专人专盆；经期、产褥期卫生用品要清洁；不要经常冲洗阴道。

3. 经期、产褥期禁房事，禁止游泳、盆浴。

4. 有效避孕，避免人工流产手术，以免手术时病菌侵入，引发感染。

5. 加强体育锻炼，快走、慢跑、太极拳、八段锦等都是较好的选择，注意劳逸结合，增强机体抵抗力。

6. 注意饮食调理，营养均衡，适当摄入蛋白质、脂肪、碳水化合物，增强体质，提高机体的抗感染能力。急性盆腔炎发作期间宜食用清淡、易消化食物；平素白带色黄、量多者，应忌食煎、烤、油腻、辛辣的食物；经行小腹冷痛、怕冷的女性，经期避免生冷饮食，可食用姜汤、红糖水、桂圆肉等温热性食物。

7. 保持愉快的情绪，不纠结、不发无名火，对生活保持良好的心态。

九、调养措施

慢性盆腔炎由于病情迁延、反复发作、影响生育，患者容易情绪低落，经常有神疲乏力的感觉，需要保持良好的就医心态。

同时，不要久坐，每天要适当地运动，改善盆腔微循环，但是不适宜剧烈运动，大量出汗会造成气阴损伤，抵抗力下降，使盆腔

炎性疾病加重。

慢性盆腔炎的食疗方法有很多,为大家介绍几种易制作又美味的营养食疗方。

(一)冬瓜排骨汤

制作方法:排骨 250g 在开水中焯过,冬瓜连皮带籽 150g,薏苡仁 30g、冬瓜皮和籽放入药包,鲜铁棍山药 60g,加姜、葱、黄酒、适量水,烧开小火炖 45 分钟,取出药包,分次食用。

功效:益气健脾,清热利湿。

(二)土茯苓鸽子汤

制作方法:土茯苓 30g、芡实 30g、金樱子 15g、大枣 3 枚,浸泡 30 分钟,放入药包,老鸽 2 只,加姜、葱、黄酒、适量水,烧开小火炖 1.5 小时,取出药包,分次食用。

功效:益肾健脾,清热解毒,利湿止带。

(三)荔枝核玫瑰茶

制作方法:荔枝核 30g,敲碎后放入砂锅,加水煎煮 30 分钟,去渣取汁,趁温热冲泡玫瑰花 6g。

功效:疏肝理气,温经止痛。

(四)益母草茶

制作方法:鲜益母草 100g(干品 15g)、生甘草 3g,加 1000ml 水,煮沸 30 分钟,泡饮绿茶适量,可加入红糖 25g。

功效:利水消肿,活血调经。

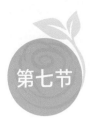

第七节 生了宝宝,妈妈腹痛、高热不退
——产褥感染的诊治

小美剖宫产生了一个可爱的女儿,但是手术后第3天开始发热,最高温度达39.5℃,没有鼻塞、流涕等感冒症状,下腹部坠胀、刺痛,腹痛拒按,恶露量少,色暗红,有异味,产后一直未解大便。医生对恶露做了病菌培养后,进行了有效的抗炎治疗,终于病情得到了控制,体温下降,腹痛好转。丈夫小强问医生小美为什么会发高热,医生说是"产褥感染"。

产褥感染是产妇分娩及产褥期生殖道受病原体侵袭,进而引起局部或全身感染的疾病,发病率可以达到6%,是产妇死亡的四大原因之一。

一、诱发因素或好发人群

产褥感染的发生,一方面与孕妇机体免疫力高低有关,另一方面与入侵病原体的种类、数量、毒力有关。当机体免疫力、细菌毒力、细菌数量三者之间的平衡失调时,就会发生感染。如果产妇体质虚弱、营养不良、孕期贫血、孕期卫生不良、胎膜早破、羊膜腔感染、产科手术、产程延长、产前产后出血过多、多次子宫颈检查等,都会成为产褥感染的诱发因素。

二、自觉症状

产褥感染的主要症状是产褥期出现发热、腹痛和异常恶露等。一般发热的特点为持续不断，或乍寒乍热，或突然高热、寒战。

由于抵抗力不同，炎症感染部位、程度、扩散范围不同，临床表现也不同。根据感染发生的部位可以将产褥感染分为以下几种类型。

(一)急性外阴、阴道、宫颈炎

总体来说，急性外阴、阴道、宫颈炎表现为局部灼热、坠痛、肿胀，常伴有尿痛、尿频、尿急。

会阴裂伤或侧切伤口感染，表现为会阴部疼痛，坐位困难；伤口红肿、发硬、压痛明显，甚至伤口裂开，脓性分泌物流出，较重时可出现低热。

阴道裂伤及挫伤感染，表现为黏膜充血、水肿、溃疡、脓性分泌物增多，甚至阴道旁的炎症。

子宫颈裂伤感染可以向深部蔓延，达到子宫旁组织，引起盆腔炎，出现腹痛、发热等症状。

(二)子宫感染

子宫感染包括急性子宫内膜炎、子宫肌炎，两者常常伴发，主要症状是恶露增多，呈有臭味的脓血性分泌物，下腹疼痛，发热，严重的可以出现高热、寒战、头痛、嗜睡、脉速、白细胞明显增高等全身感染症状。

（三）盆腔结缔组织炎、输卵管炎

盆腔结缔组织炎、输卵管炎临床表现为一侧或双侧下腹痛伴肛门坠胀、盆腔脓肿形成等，可伴有高热、头痛、脉速等全身症状；下腹部明显压痛、反跳痛；妇科检查：子宫旁一侧或两侧结缔组织增厚、压痛或扪及包块。

（四）弥漫性腹膜炎

病情严重，全身中毒症状明显，持续高热不退、脉细数、呼吸急促。全腹持续性疼痛、呕吐、里急后重、腹泻等，下腹部明显压痛、反跳痛。

（五）血栓性静脉炎和脓毒血症

感染可并发盆腔和下肢血栓性静脉炎，出现局部疼痛、肿胀，严重的会出现反复发作的高热、寒战；感染性血栓脱落进入血液循环可引起脓毒血症，随后可并发感染性休克和迁徙性脓肿，出现持续高热、寒战，甚至感染性休克，可危及生命。

三、诊断与鉴别诊断

1. 产后发热首先考虑"产褥感染"可能性，再排除其他疾病。

2. 参考患者的自觉症状，仔细进行腹部查体、妇科检查，确定感染部位和严重程度。

3. 子宫腔分泌物、脓肿穿刺物、后穹隆穿刺物做病原体培养和药敏试验，明确病原体和有效抗生素。

4. 辅助检查：B超、盆腔磁共振等检测手段，能够明确诊断感

染形成的炎性包块、脓肿。

5. 主要与上呼吸道感染、急性乳腺炎、尿路感染相鉴别。

四、并发症

如果急性产褥感染没有得到及时、有效的治疗,或者产妇抵抗力差,不能有效控制感染,会导致败血症、脓毒血症、感染中毒性休克,产妇甚至出现生命危险;如果急性产褥感染没有得到彻底治疗,急性感染可以迁延变成慢性炎症,出现盆腔内器官粘连或输卵管堵塞等,引起慢性盆腔痛、不孕、宫外孕等疾病。

五、中医病因病机与辨证论治

中医认为,本病与产后多虚、多瘀的特点密切相关,病因病机主要是产后正气虚损,败血内停,感染邪毒,与血相搏。应本着"勿拘于产后,亦勿忘于产后"的原则,掌握补虚不可滞邪、攻邪切勿伤正的要领。本病感染邪毒证病情严重、变化快速而危急,因此,需要辨病与辨证互参,中西医结合治疗。

(一)感染邪毒证

症状:产后发热恶寒,或高热寒战,小腹疼痛拒按,恶露量多或量少,色紫暗,质如败酱,其气臭秽;烦躁不安,口渴喜饮,小便短赤,大便燥结;舌红,苔黄而干,脉数。

治则:清热解毒,凉血化瘀。

方药:五味消毒饮(《医宗金鉴》)合失笑散(《太平惠民和剂局方》)加牡丹皮、赤芍、益母草。

金银花 9g，野菊花、蒲公英、紫花地丁、紫背天葵各 3.6g，五灵脂 6g，蒲黄 6g，牡丹皮 9g，赤芍 9g，益母草 15g。中药煎两次，共 300ml，早、晚分服。

（二）瘀热互结证

症状：产后乍寒乍热，恶露量少，色紫暗有块；胸闷痞满，恶心呕吐；腰腹疼痛或会阴切口疼痛拒按；舌红或暗，苔黄腻，脉滑数。

治则：清热利湿，化瘀止痛。

方药：仙方活命饮（《校注妇人良方》）加减。

白芷 1.8g，贝母 3g，防风 3g，赤芍 3g，当归尾 3g，甘草 3g，皂角刺（炒）3g，穿山甲（炙）3g，天花粉 3g，乳香 3g，没药 3g，金银花 9g，陈皮 9g。

六、治疗原则

本病属于中医学"产后发热"范畴，严重者可致患者中毒性休克、多脏器功能衰竭，危及产妇生命，所以切勿耽搁时机，中西医结合积极治疗。治疗原则是积极、有效抗感染，辅以中药辨证论治、整体护理、对症处理、局部病灶处理或手术治疗。

（一）一般治疗

半卧位使脓液局限在盆腔。支持治疗，补充维生素，纠正贫血、水电解质紊乱、低蛋白血症，提高免疫力。发热者予以物理降温或药物退热。

(二)药物治疗

1. 积极有效地抗感染治疗:尽快对分泌物进行病原体培养+药敏试验,选择有效抗生素治疗;病情危重者可短期加用肾上腺皮质激素,以提高机体的应急能力。

2. 对既往有血栓栓塞史,或有易栓倾向的女性,整个孕期应给予肝素预防治疗,并监测活化部分凝血活酶时间(APTT)。产后在抗感染同时,加用肝素,维持 4 ~ 7 日。

3. 中医药内治和外治,可以提高本病治疗的有效率,并降低盆腔炎性疾病后遗症的发生。

(三)手术治疗

1. 局部病灶的处理。对外阴或腹壁切口感染者可采用金黄膏或大黄、芒硝外敷,有脓肿者应切开引流;盆腔脓肿低位者可行阴道后穹隆切开引流。

2. 盆腔脓肿形成或严重的子宫感染,经积极的抗感染治疗无效,病情继续恶化者,应果断进行手术,以清除感染源。

七、临床验案

李女士,29 岁,已婚已育,因"剖宫产后 1 周,发热伴下腹痛 3 天"就诊。患者 1 周前孕 37^{+3} 天顺产 1 女,3 天前患者出现下腹疼痛,发热恶寒,体温最高达 39 ℃,伴有心烦口渴,脓血性恶露。腹部检查:腹平,下腹部肌紧张,压痛、反跳痛。妇科检查发现,外阴:会阴切口未见异常;阴道:见脓血样分泌物;子宫颈:举痛(+);子宫体:增大,压痛明显;附件:左侧扪及4cm × 4cm × 5cm 包块,压痛(+),右侧增厚,压痛(+)。阴道分泌

物培养:β－溶血性链球菌(+),淋病奈瑟球菌(－)、沙眼衣原体(－)、支原体(－);血培养:β－溶血性链球菌(+);实验室检查:血常规,白细胞 19.1×10^9/L,中性粒细胞 91%;CRP:213mg/L;血沉:93mm/h。B 超:子宫前位,大小 65mm × 42mm × 55mm,子宫肌层回声欠均匀。内膜:5mm,回声均匀。Rov:31mm × 32mm;Lov:33mm × 23mm,左侧附件区见混合型回声,范围约45mm × 32mm × 56mm,形态欠规则,边界欠清。就诊时自觉小腹疼痛拒按,口苦,小便短赤,大便干结;舌红,苔黄,脉数。

根据李女士正值产褥期、发热、腹痛、脓性恶露的症状特点和相关体征、实验室检查,西医诊断为产褥感染。治疗:①营养支持;根据病原体培养＋药敏试验结果,选择广谱高效抗生素,如头孢曲松钠舒巴坦 1.25g,静脉滴注,每日 2 次;甲硝唑 500mg,静脉滴注,每日 2 次,抗感染。②加强营养支持并补充维生素,纠正水电解质失衡。③密切随访,观察生命体征、血常规 +CRP、血电解质、B 超等变化,及时调整治疗方案。

中医辨证:根据李女士症状、舌苔、脉象,属于感染邪毒证,治以清热解毒、凉血化瘀。予以五味消毒饮合大黄牡丹汤加减。处方:蒲公英 15g,金银花 15g,紫花地丁 15g,野菊花 9g,红藤30g,败酱草 15g,车前子(包)15g,泽泻 9g,赤芍 15g,牡丹皮15g,川黄柏 9g,熟大黄 15g,连翘 9g。中药煎两次,共 300ml,早、晚分服。

临证分析:李女士产后 1 周出现高热不退,属于产褥感染,是新产妇中比较凶险的疾病,也是造成新产妇死亡的四大疾病之一。在本病的诊治中,一方面,妇科检查、子宫颈分泌物培养＋药敏试验、血常规 +CRP、血培养、B 超等检查手段对于尽快尽早明确诊断、制订治疗方案非常重要;另一方面,在治疗中要密切关注疾病的变化,及时调整治疗方案,以防产生脓毒血症,必要时需要

手术治疗。

中医根据辨证可以给予五味消毒饮合大黄牡丹汤治疗,在用药方面需要考虑到李女士是新产后,邪毒容易和胞宫中瘀血相胶结,因此,加入红藤、败酱草、赤芍、牡丹皮、熟大黄等清热凉血的药物,此方可以口服,也可以打成粉末下腹部外敷。

八、就诊策略

急性产褥感染属于产妇产褥期的危重病症,如果治疗不及时,或产妇抵抗力差,并发败血症、脓毒血症、感染性休克,会危及产妇生命;如果治疗不彻底,急性感染可能变成慢性盆腔炎症,引发反复发作的盆腔疼痛、不孕症等,因此,要积极配合医生进行抢救和治疗。

九、预防措施

1. 加强围生期卫生,保持全身及外阴清洁,妊娠晚期避免性交,有外阴炎、阴道炎和宫颈炎者应及早治疗。

2. 孕期适当活动,增强体质。

3. 临产前注意避免胎膜早破,如有发生,及时到医院求治。

4. 对于产程异常等可能发生产褥感染者,须预防性应用抗生素。

5. 产后严密观察产妇病情变化,控制探视者的数量和时间。

6. 陪护者要勤洗手,注意产妇外阴清洁。

7. 加强产后营养,多饮水,进食高蛋白、易消化的食物。

十、调养措施

女性产后百脉空虚,胞宫瘀滞,具有"多虚多瘀"的特点。结合本病"瘀热互结"的特点,调养时要注意顾护气血,禁大汗、峻下、通利小便,保护阳气和阴津。

(一)枸杞子蒸蛋羹

制作方法:枸杞子 15g,开水泡软,鸡蛋 2 个,盐、水适量,打匀,蒸熟食用。

作用功效:补益肝肾,补血益气。

(二)红藤益母汤

制作方法:红藤 30g、益母草 30g、川牛膝 15g,放入药包,浸泡 30 分钟;猪小排 200g,洗净;葱、姜、料酒、盐、水适量,共同炖煮 1 小时,取出药包,分次食用。

作用功效:清热解毒,活血祛瘀。

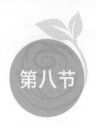

第八节 盆腔也会得痨病吗
——盆腔结核的诊治

小莉有肺结核感染史，最近月经经常往后拖，有时候两三个月才来一次，偶尔觉得小腹疼痛，经期低热，人也瘦了不少，结婚3年了，还是没有怀孕，子宫输卵管造影显示：子宫宫腔变形，内膜呈锯齿状突起；输卵管串珠样改变，见散在的钙化灶。医生说小莉得了盆腔结核，并且这次得病和之前的肺结核感染有关系。

盆腔结核是由结核分枝杆菌引起的女性盆腔炎症，常继发于身体其他部位结核，如肺结核、肠结核、腹膜结核等，约10%肺结核患者伴有盆腔结核。盆腔结核常见于20～40岁女性，潜伏期1～10年。

一、感染途径及好发人群

1. 血行传播 为最主要的传播途径。结核分枝杆菌感染肺部后，大约1年内可感染盆腔，一般首先侵犯输卵管，然后依次扩散到子宫内膜、卵巢。

2. 直接蔓延 腹膜结核、肠结核可直接蔓延到内生殖器。

3. 淋巴传播 消化道结核可通过淋巴管传播感染内盆腔。

4. 好发人群 多见于 20 ～ 40 岁女性,也可见于绝经后女性。

二、自觉症状

1. 月经失调,一般表现为月经量少,甚至闭经。

2. 慢性盆腔痛,表现为下腹坠痛,经期加剧。

3. 有发热、盗汗、乏力、食欲减退、体重减轻等结核分枝杆菌感染症状。

4. 不孕。

三、诊断与鉴别诊断

1. 既往有结核病患者接触史或本人曾患肺结核、胸膜炎、肠结核;或有原发性不孕;既往月经稀少或有闭经病史。

2. 多数患者没有明显症状,阳性体征也不多;可有低热、盗汗、乏力。

3. 宫腔镜下子宫内膜活检是诊断子宫内膜结核最可靠的依据。

4. 胸部 X 线片、盆腔区 X 线片、子宫输卵管造影有助于发现原发病灶、盆腔结核、子宫内膜结核、输卵管结核。

5. 结核分枝杆菌检查,常用方法:①涂片抗酸染色查找结核分枝杆菌;②结核分枝杆菌培养;③聚合酶链式反应(PCR)技术。

6. 结核菌素试验:阳性说明体内曾有结核分枝杆菌感染;强

阳性说明目前仍有活动性病灶。

7.腹腔镜检查,能直接观察内生殖器浆膜面有无粟粒结节,如有,可在腹腔镜下取病变组织活检,还可对腹腔液行结核分枝杆菌培养。

四、并发症

盆腔结核最常见的并发症是女性不孕。个别早期轻症输卵管结核或腹膜结核患者可偶尔受孕,但妊娠可能使原已静止的结核病变再度活动甚至血行播散到其他脏器,同时还会导致流产。

五、中医病因病机与辨证论治

中医古籍没有盆腔结核的病名,但是在"妇人腹痛""不孕""癥病"等记载中可以找到辨治思路,主要病因病机为正气虚弱,感染"痨虫",冲任受损。

(一)气阴耗伤证

症状:下腹部坠胀;午后潮热,热势一般不明显;或两颧潮红;或月经量稀少,甚至闭经;或气短声低;舌质嫩红,边有齿痕,苔薄,脉细弱而数。

治则:益气养阴,缓急止痛。

方药:保真汤加减(《劳证十药神书》)。

人参 9g,黄芪 9g,白术 9g,白茯苓 4.5g,赤茯苓 4.5g,川厚朴 4.5g,天冬 6g,麦冬 6g,生地黄 9g,熟地黄 9g,五味子 6g,当归 9g,白芍 6g,陈皮 4.5g,赤芍 6g,知母 6g,川黄柏 6g,柴

胡 6g,地骨皮 6g,甘草 4.5g。7 剂,水煎服。中药煎两次,共300ml,早、晚分服。

(二)阴阳虚损证

症状:下腹部坠痛;潮热不休;或形寒肢冷,面浮肢肿;或自汗盗汗,心慌气怯;或口舌生糜,或五更泄泻;月经量少或闭经;舌光剥而淡,或紫暗,或少津,脉微细而数,或虚大无力。

治则:滋阴补阳,培元固本。

方药:补天大造丸加减(《医学心悟》)。

人参 60g,黄芪 90g,白术 90g,当归 45g,酸枣仁 45g,远志45g,白芍 45g,山药 45g,茯苓 45g,枸杞子 120g,熟地黄 120g,紫河车 90g,鹿角 480g,龟甲 240g。上为末,炼蜜为丸,如绿豆大。每服 20 丸,温酒送服。

六、治疗原则

本病须采用中西医结合治疗,西医抗结核治疗、中医补虚培元,方能够取得良好疗效。

(一)西医

抗结核药物治疗是控制疾病、防止传播的主要手段,治疗原则是早期、规律、全程、适量、联合。

(二)中医

辨证论治,口服补虚培元、增强正气中药治疗,以提高抗病能力。

七、临床验案

陈女士,32岁,已婚未孕。因"未避孕而未孕3年余"来就诊。患者结婚2年,未避孕而未孕,平素月经周期正常,经量较少,色暗淡,夹有血块,经期小腹胀痛,伴低热、乏力。妇科检查发现,外阴:已婚式;阴道畅;子宫颈轻度炎症,举痛(−);子宫前位,正常大小;附件两侧增厚感,无明显压痛。子宫输卵管造影(HSG):双侧输卵管通而极不畅,子宫腔变形。宫腔镜检查:子宫腔变形,内膜见粟粒样结节。诊断性刮宫的子宫内膜病理:子宫内膜结节,干酪样坏死。结核感染T细胞试验(T−spot):(+)。就诊时自觉小腹隐痛,夜间盗汗,大便干结;舌边有齿痕,苔薄,脉细数。

西医:根据病史结合妇科检查及实验室检查,诊断为原发性不孕、盆腔结核。治疗:①上报当地疾控中心,予以联合、规律、全程抗结核药物治疗;②加强营养支持。

中医辨证:根据陈女士症状、舌苔、脉象,属于气阴两虚证,治以益气养阴、缓急止痛。处方:保真汤加减,太子参30g,黄芪15g,白术9g,炒白芍30g,赤芍15g,茯苓12g,麦冬9g,生地黄15g,知母9g,川黄柏9g,地骨皮12g,醋鳖甲15g,当归6g,生甘草6g,天花粉15g。

临证分析:陈女士婚后3年余,未避孕而未孕就诊,子宫输卵管造影发现子宫、输卵管异常,经宫腔镜+诊刮等确诊盆腔结核。患者陈女士被诊断为盆腔结核后,须进入定点医院进行正规治疗,并且注意营养支持。中医根据辨证以益气养阴、缓急止痛为主,保真汤随证加减。盆腔结核对患者的生育能力影响较大,而且临床受孕率低,自然流产率高,有资料显示,盆腔结核妊娠率为19.2%,活产率仅为7.2%,对于盆腔结核导致不孕的患者来说,早发现、早诊断、早治疗盆腔结核是改善生育力的关键。

八、就诊策略

盆腔结核由于症状不明显,往往容易失治、误治。对于原发性不孕、月经稀少或闭经、反复下腹坠痛,或有低热、盗汗症状,或既往有结核病患者接触史,或本人曾患肺结核、胸膜炎、肠结核者,应该到医院请医生诊断或排除盆腔结核,以便尽早获得有效治疗。

抗结核治疗原则是早期、规律、全程、适量、联合,必须积极配合医生,以免影响疗效。

九、预防措施

1. 做好卡介苗接种。

2. 盆腔结核多为继发性感染,原发病灶以肺结核为主,因此积极防治肺结核,对预防生殖器结核有重要意义;有结核病既往史或接触史人群要做好复查工作,早发现、早诊断、早治疗。

3. 盆腔结核患者的阴道分泌物、经血内可能有结核菌存在,应加强隔离,避免传染;患者痰液、阴道分泌物、经血必须要消毒。

4. 结核活动期应避免怀孕。

5. 优化自己的生活状态,饮食营养均衡,保证充足睡眠,适当体育锻炼,保持乐观情绪,以增强体质。

十、调养措施

1. 饮食宜忌。结核病是慢性消耗性疾病,应给予高能量、高蛋白、高维生素食品。

√ 可进食甘薯、山药、马铃薯、芋头等富含淀粉的食物,补充能量。

√ 可进食肉类、禽类、水产品,蛋、奶制品,保证摄入足够量的优质蛋白。

√ 补充多种维生素

维生素 A:蛋黄、鱼肝油、番茄、胡萝卜、甘薯等。

维生素 D:鱼肝油、蛋黄、牛奶等,并多照阳光。

维生素 E:各种植物油,包括麦胚油、玉米油、花生油、芝麻油等,莴苣、结球甘蓝(卷心菜)、花椰菜中含量也比较丰富。

维生素 B_1:粗粮、豆类、花生、瘦肉及酵母等。

维生素 B_2:蛋黄、口蘑、紫菜等。

叶酸:动物肝脏、水果、蔬菜、麦麸等。

维生素 B_{12}:肉类、乳制品等。

维生素 C:新鲜蔬菜、水果等。

√ 忌辛辣食物,以免助火伤阴,使病情加重;食用水果、蔬菜,如梨、藕等,可滋阴生津、清热润燥。

√ 少吃甜味食物，以免抑制体内白细胞的杀菌作用。

2. 充足的睡眠和规律的休息有助于提高机体免疫力，有利于结核病的治疗与康复。

3. 乐观的情绪是机体内环境稳定的基础，反之，恐惧、脆弱、情绪波动会影响疾病的恢复。

4. 可以适当用太子参、山药、天冬、麦冬、枸杞子等益气滋阴之品制作茶饮或药膳。

太子参茶

制作方法：太子参 15g、麦冬 6g、陈皮 3g，加水 800ml，大火煮沸后小火烧 30 分钟，代茶饮。

作用功效：益气养阴，补虚扶弱。

小贴士：

子宫内膜结核做子宫内膜活检的最佳时间和注意事项

子宫内膜活检的病理检查是诊断子宫内膜结核最可靠的依据。一般选择经前 1 周或月经来潮 6 小时内行诊断性刮宫术获取子宫内膜，因为月经来潮前的子宫内膜比较厚，如果有结核菌感染，测得的阳性率比较高。

在术前连续 3 日和术后连续 4 日给患者每天肌内注射链霉素 0.75g、口服异烟肼 0.3g，预防刮宫术造成结核病灶扩散。

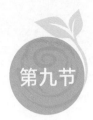

第九节 急性盆腔炎的抗炎治疗原则和方案是什么

急性盆腔炎的西医治疗方案以使用抗生素进行抗炎治疗为主，一般来讲，通过及时、有效、规范的抗炎治疗，可以治愈90%以上的盆腔炎患者。抗炎治疗的目的是减轻急性期症状，减少远期并发症，尽可能保留患者生育能力。

一、急性盆腔炎的抗炎治疗原则

1. 当阴道分泌物培养 + 药敏试验还没有报告时，根据经验选择广谱抗生素覆盖可能的病原体，包括淋病奈瑟球菌、沙眼衣原体、支原体、厌氧菌和需氧菌等。

2. 根据药敏试验选择最有效的抗生素，尽量避免产生耐药菌株，但由于厌氧菌的培养较难，通常需要联合抗厌氧菌药物治疗。

3. 使用抗生素的时机

√ 诊断后立即开始治疗，及时、合理地应用抗生素与远期预后直接相关。

√ 抗生素治疗至少持续14日。

4.给药方法。根据盆腔炎的严重程度决定给药途径(静脉用药、口服或肌内注射)以及是否需要住院治疗。对于可能急需手术患者、输卵管卵巢脓肿者、孕妇,或伴有眩晕、呕吐、高热的患者,以及依从性差、药物耐受性差的患者,必须住院治疗。

需要特别注意的是,抗生素使用必须足够长时间,这是很多罹患急性盆腔炎的女性容易忽略的问题。患者经常腹痛缓解就自行停止抗炎治疗,这样可能造成急性盆腔炎治疗不彻底,迁延成慢性盆腔炎,远期会并发不孕症、宫外孕。

二、急性盆腔炎的抗炎方案

那么,急性盆腔炎患者进行抗炎治疗应该如何用药呢?

1. 急性盆腔炎患者感染程度不严重时,首选口服头孢类抗生素治疗,例如头孢克肟等,可同时配合抗厌氧菌的药物,如甲硝唑等。

2. 急性盆腔炎感染比较严重时,可肌内注射头孢西丁、头孢曲松等。

3. 如果感染非常严重,或者口服、肌内注射抗生素效果不佳时,可采用静脉给药的方式,并联合应用2种或2种以上抗生素,如头孢西丁钠联合多西环素等。

4. 如果患者对头孢过敏,可选择其他类型抗生素,例如左氧氟沙星等。

提醒大家,在使用头孢类抗生素时,要避免饮酒或同时食用含有酒精的食物,以免产生双硫仑样反应,出现胸闷、气短、心

率增快、血压下降、四肢乏力、头痛、恶心、呕吐、眼花、嗜睡等症状，甚至出现喉头水肿、口唇发绀、呼吸困难、过敏性休克等危险情况。

小贴士：

2015 年美国疾病控制与预防中心（CDC）推荐的抗生素治疗盆腔炎方案

	药物名称	使用方法
推荐方案（口服/肌内注射）	头孢曲松	头孢曲松 250mg，肌内注射，单次给药
	头孢西丁＋丙磺舒	头孢西丁 2g，肌内注射，单次用药；丙磺舒 1g，口服，单次给药
	三代头孢菌素类药物（如头孢唑肟、头孢噻肟）＋多西环素	三代头孢菌素类药物（如头孢唑肟、头孢噻肟等），加用多西环素 100mg，口服，每日 2 次，共 14 日
	三代头孢菌素类药物（如头孢唑肟、头孢噻肟）＋多西环素（＋甲硝唑）	三代头孢菌素类药物（如头孢唑肟、头孢噻肟等），加用多西环素 100mg，口服，每日 2 次，共 14 日，加甲硝唑 500mg，口服，每日 2 次，共 14 日

药物名称		使用方法
推荐方案（静脉滴注）	头孢替坦＋多西环素	头孢替坦 2g，静脉滴注，每 12 小时 1 次，加多西环素 100mg，静脉滴注，每 12 小时 1 次
	头孢西丁＋多西环素	头孢西丁 2g，静脉滴注，每 6 小时 1 次，加多西环素 100mg，静脉滴注，每 12 小时 1 次
	克林霉素＋庆大霉素	克林霉素 900mg，静脉滴注，每 8 小时 1 次，加庆大霉素静脉滴注（1.5mg/kg），每 8 小时 1 次；也可采用庆大霉素 3 ~ 5mg/kg，每日 1 次

第十节 急性盆腔炎性疾病真的需要手术吗

　　许多罹患急性盆腔炎性疾病的患者觉得"吊吊盐水、用用消炎药"就好了，没有想过有些特殊病情是需要手术治疗才能解决问题的。那么哪些情况需要手术治疗呢？

一、紧急手术

　　1. 药物治疗无效　输卵管卵巢脓肿或盆腔脓肿经过药物治疗 48～72 小时，高热持续不降，感染性中毒症状未改善或包块增大者，应及时手术。

　　如果盆腔脓肿位置低、突向阴道后穹隆时，可经阴道后穹隆切开引流；如果脓肿位置较高，且较表浅，在下腹部可扪及包块时，可以在腹股沟部位做腹膜外切开引流排脓；比较深的脓肿，可以在 B 超引导下做脓肿穿刺引流术。

　　2. 脓肿破裂　输卵管卵巢脓肿或盆腔脓肿治疗过程中，腹痛突然加剧，寒战、高热、恶心、呕吐、腹胀，检查腹部拒按，或有感染中毒性休克表现（烦躁、焦虑，面色及皮肤苍白，口唇、甲床发绀，四肢湿冷；或有恶心、呕吐，尿量减少；心率增快，呼吸深而快，低血压等），这时候要考虑脓肿破裂，需要积极治疗，否则，可能会因为感染无法控制导致患者死亡。因此，一旦怀疑脓肿破裂，需要

立即在抗菌药物治疗的同时，进行剖腹探查手术，清除盆腔、腹腔的脓液。

二、择期手术

经药物治疗 2 周以上，包块持续存在，已局限化或增大，可择期手术切除，以免日后再次急性发作。

可根据情况选择开腹手术或腹腔镜手术，原则以切除病灶为主。手术范围应根据病变范围、患者年龄、一般状况等全面考虑。年轻女性应尽量保留卵巢功能；年龄大、双侧附件受累或附件脓肿屡次发作的患者，可以考虑全子宫及双附件切除术。

可见，虽然绝大部分急性盆腔炎患者通过规范、正确使用抗生素治疗可以得到治愈，但是，对于某些抗生素控制不满意的输卵管卵巢脓肿或盆腔脓肿，必要时需要进行手术治疗。

第十一节 中医可以治疗盆腔炎性疾病吗

盆腔炎性疾病根据病原体的种类和毒性、累及部位和范围、病程的长短、病情的轻重程度跨度很大，有的仅需要口服抗生素，有的需要静脉用药，有的需要紧急手术，甚至会危及生命。临床资料表明，盆腔炎性疾病的任何一种类型，遵循辨证论治的原则，配合中药治疗，能够改善预后。

中医有哪些作用和优势呢？什么情况下需要中医治疗呢？

根据 2017 年颁布的《中医药单用 / 联合抗生素治疗常见感染性疾病临床实践指南：盆腔炎性疾病》（以下简称《指南》），中医药联合抗生素治疗盆腔炎性疾病可以减少抗生素的使用剂量，降低抗生素耐药风险，降低临床用药风险，提高盆腔炎治疗效果。

一、中药治疗急性盆腔炎的药理作用和优势

1. 研究表明，中药制剂具有抑菌抗炎的作用，可以缓解典型的症状和体征，如发热、白细胞升高等。

2. 中药联合抗生素治疗盆腔炎比单用抗生素更有效，尤其在恢复正常体温、缓解腹痛、降低白细胞等方面，均优于单用抗生素。

3. 合理应用中药制剂可以减少抗生素的使用量,起到增效、减毒的作用,降低药物不良反应和盆腔炎的复发率。

4. 临床资料显示,中药制剂治疗急性盆腔炎可起到预防盆腔炎后遗症、慢性盆腔痛的作用。

5. 在细菌感染性盆腔炎中,中药制剂针对抗生素耐药的菌株仍然具有敏感抗炎效果,这表明中药在治疗菌株耐药的盆腔炎中有独特的优势。

二、中药治疗急性盆腔炎的选择策略

那么,该怎样选择中药制剂治疗盆腔炎呢? 原则上要根据辨证论治选择相应的中药治疗。

《指南》中,将盆腔炎分为 4 个证型。

1. 热毒炽盛证 下腹灼热,疼痛难忍,拒按,寒战高热,或壮热不退;带下量多,色黄或赤白如脓血,味臭秽;月经量多或淋漓不净;烦渴欲饮,大便燥结,小便短赤。舌质黯红或深红,苔黄燥,脉数或弦数。

2. 湿毒壅盛证 下腹或腰骶部胀痛拒按,发热恶寒,或高热;带下量多,色黄或黄绿如脓,味臭秽,月经量多或淋漓不尽;口苦口腻,大便稀溏,小便短赤。舌质黯红,苔黄厚腻,脉滑数。

3. 湿热蕴结证 下腹部胀痛拒按,腰骶胀痛,或有低热起伏;带下量多,色黄质稠或味臭;经期延长或淋漓漏下不止;脘闷纳呆,大便黏腻,小便黄少。舌质红或黯红,苔黄腻,脉弦滑或滑。

4. 瘀热内结证 下腹刺痛,或痛处固定;或有低热起伏,日晡

或入夜尤甚;带下量多,色黄或赤白相兼,味臭,月经量多夹块或淋漓不尽;口渴不欲饮,大便燥结,小便黄少。舌质绛红或深红,边有瘀斑或瘀点,苔黄,脉弦数或弦涩。

其中,湿热蕴结证多见于发病初期,病情轻微者;热毒炽盛证、湿毒壅盛证多见于急性盆腔炎,病情急重者;瘀热内结证多见于盆腔炎后遗症(慢性盆腔炎),病情缠绵者。

中药治疗以清热解毒、利湿排脓、凉血消痈、化瘀止痛为主。针对急性盆腔炎证属热毒炽盛证、湿毒壅盛证,病情急重者,必须中药与抗生素联合治疗。

第五章

感染了这些特殊病原体，我们该怎么办

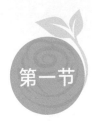

第一节 脓性白带、发热、腹痛、尿急、尿痛是怎么回事

——淋病的诊治

美琳最近感觉下腹疼痛,发热,脓一样的白带很多,外阴瘙痒伴灼热,还会伴有尿频、尿急、尿痛等不适,美琳到医院求诊,检查后发现她得了"淋病"。

一、诱发因素或好发人群

淋病由于感染淋病奈瑟球菌(简称淋球菌)导致,主要通过性接触传播,有不洁性生活史及多个性伴侣的女性容易发生;也可通过接触含菌衣物和消毒不彻底的检查器械而感染,但比例很小。

二、自觉症状

50% ~ 70% 女性感染淋球菌后没有明显的临床表现,大多在出现急性盆腔炎时才被发现,主要有如下表现。

1. 急性期感染可出现下腹疼痛、发热、脓性白带增多、外阴瘙痒灼热等症状。

2. 若尿路同时感染,可出现尿频、尿急、尿痛、尿道口红肿及流出脓液等症状。

三、诊断与鉴别诊断

1. 有不洁性生活史。

2. 出现脓性白带增多、外阴瘙痒灼热、发热、下腹疼痛等症状,若尿路同时感染,可出现尿频、尿急、尿痛、尿道口红肿及溢脓等症状。

3. 妇科检查可见子宫颈充血水肿、子宫颈口有脓性分泌物覆盖。

4. 阴道分泌物培养找到淋球菌。

5. 本病应该通过阴道分泌物培养检验与其他病原体造成的阴道炎、宫颈炎、盆腔炎等相鉴别。

四、并发症

淋球菌可引起阴道炎、急性宫颈炎、子宫内膜炎、输卵管炎、输卵管积脓、盆腔腹膜炎、输卵管卵巢脓肿、盆腔脓肿等,往往合并尿道炎等尿路感染;急性盆腔炎造成的炎性粘连还会并发宫外孕、不孕症;如果孕妇感染淋球菌可发生感染性流产、胎膜早破、早产、胎儿生长受限、死胎等并发症。

五、治疗原则

(一)西医

1. 治疗以及时、足量、规范化用药为原则,夫妻双方共同治疗。

2. 首选药物以第三代头孢菌素为主。头孢曲松 125mg 单次肌内注射,或头孢克肟 400mg 单次口服,头孢菌素类过敏女性可选用阿奇霉素 2g 单次肌内注射。

(二)中医

局部用药:可选用苍术、黄连、川黄柏、败酱草、蛇床子、白头翁、苦参、地肤子,煎煮后清洗外阴。

六、临床验案

王女士,35 岁,已婚。因"性生活后出现腹痛伴发热 3 天"来就诊。患者下腹部疼痛拒按,肛门坠胀感,大量脓性白带,色黄,自测体温:39.0℃。妇科检查发现,阴道大量脓性分泌物,后穹隆饱满;子宫颈充血水肿、轻度糜烂,子宫颈口有脓性分泌物流出,举痛(+);子宫前位,正常大小,压痛明显;附件左侧扪及3cm×4cm×5cm 包块,压痛(+),右侧扪及 6cm×5cm×6cm 包块,压痛(+)。子宫颈管分泌物培养找到淋球菌。现患者自觉下腹疼痛,口苦胸闷,小便短赤,大便干结。舌红,苔黄腻,脉濡数。

根据妇科检查和子宫颈分泌物培养结果,西医诊断为盆腔炎(淋球菌感染)。治疗:①一般根据子宫颈分泌物培养 + 药敏试验结果,考虑患者病情较重,接诊时经验性用药首选头孢曲松钠 2g 静脉滴注,每日 1 次,联合甲硝唑 0.5g 静脉滴注,每日 2 次,子宫

颈分泌物培养结果回报后按结果继续治疗,共 10 日;②要求丈夫肌内注射头孢曲松钠 1.0g;③营养支持,维持水电解质平衡;④必要时手术治疗。

中医辨证:根据王女士的症状、舌苔、脉象,属于盆腔炎,热毒炽盛证,宜清利湿热,化瘀通腑,五味消毒饮加减:蒲公英 30g,金银花 15g,紫花地丁 30g,茯苓 15g,车前子 9g,冬瓜子 30g,赤芍15g,连翘 9g,石斛 15g,川黄柏 9g,熟大黄 9g,生石膏 24g,天花粉 15g。

同时,给予大黄 30g,芒硝 150g,打粉置于薄布袋中,外敷腹部,每日 1 次。

临证分析:王女士同房后出现脓性带下伴有发热来求诊。根据她的起病诱因和临床症状,需要对其做妇科检查、白带检查、子宫颈分泌物培养＋药敏试验等,对后续的治疗有指导意义。在这个案例中,患者需要根据药敏试验结果以及过敏史选用合适的抗生素治疗,同时需要夫妻双方同治,从而避免相互感染,以提高疗效。中医药根据辨证可予五味消毒饮加减治疗,目的在于一方面清利湿热,另一方面化瘀通腑,使邪有出路。同时针对盆腔包块予芒硝、大黄粉外敷患处,能够起到软坚散结消肿、清热泻火解毒的作用。

七、就诊策略

性生活后或接触不洁用品后,出现阴道脓性带下,伴外阴瘙痒灼热,或伴有下腹疼痛,尿频、尿急、尿痛者,应及时到医院就诊,查明病因后对症用药。

八、预防措施

1.注意性生活卫生,避免不洁性生活史。

2.在公共场所尽量避免接触不洁用品,注意个人卫生,做好外阴清洁工作,勤换内裤,个人内裤单独清洗。

3.在公共厕所尽量使用蹲式马桶,上厕所前用肥皂洗手。

4.家庭成员应做到一人一盆,毛巾分用。

九、调养措施

1.家庭成员日常用品需分开使用,尤其是浴巾、牙刷等物品。

2.应避免过度劳累,适当卧床休息,禁饮酒和食用刺激性的食物。

3.如夫妻双方有一方患病,另一方也需及时治疗。

4.饮食宜清淡,多食用富含蛋白质、维生素的食物。急性发作期宜食粳米稀饭、面条、银耳汤、绿豆汤以及清热解毒的水果、蔬菜等。可选用的食疗方如下。

冬葵叶茶

制作方法:冬葵叶 100g,煮汤食水。

作用功效:清利湿热。

外阴溃疡、不痛不痒，快快看医生

——梅毒硬下疳的诊治

小梅最近交了个男朋友，两个人非常要好甜蜜，但是最近小梅发现自己的外阴出现几枚椭圆形的红色溃疡，边界清晰，不痛也不痒，小梅赶紧前往医院就诊，检查后医生告诉她得了"硬下疳"，这是梅毒的早期表现。

一、诱发因素或好发人群

性传播为梅毒的主要传播途径，95% 梅毒发生在有不洁性生活、频繁性交或多个性伴侣的人群；少数可通过不正规的输血而感染；孕妇感染后可通过胎盘传播给胎儿。

二、自觉症状

生殖器、肛门、口唇、乳房等处出现圆形或椭圆形边界清晰的溃疡，不痛不痒，或出现全身对称性的斑丘疹，并常伴有全身浅表淋巴结肿大。

三、诊断与鉴别诊断

1. 有不洁性生活史或输血史。

2. 早期梅毒主要出现硬下疳、硬化性淋巴结炎、全身皮疹及黏膜损害；晚期梅毒可出现梅毒性心脏病、梅毒性脑膜炎、关节结节等。

3. 分泌物培养或血清梅毒检测发现苍白密螺旋体。

4. 本病应该与生殖器疱疹、银屑病、皮肤癣菌病、皮肤结核、皮肤肿瘤等相鉴别。

四、并发症

早期梅毒可出现梅毒疹、硬下疳、黏膜损害等。晚期梅毒可侵犯心血管、神经系统、内脏等，从而出现梅毒性心脏病、梅毒性脑膜炎、双目失明、关节畸形等。

五、治疗原则

(一)西医

1. 一旦确诊立即采取治疗，首选青霉素。

2. 早期梅毒单次肌内注射苄星青霉素 240 万 U；晚期梅毒肌内注射苄星青霉素 240 万 U，连用 3 周，每周 1 次。

(二)中医

1. 根据辨证使用口服中药治疗，可选用龙胆泻肝汤、清营汤合桃红四物汤、五虎汤、地黄饮子、苓桂术甘汤加减。

2. 外治法：硬下疳时可选用鹅黄散或珍珠散敷于患处，每日3 次；未溃时，选用冲和膏，醋、酒各半调成糊状外敷；溃破时，先

用八二丹掺在疮面上,外敷玉红膏,每日 1 次;待其腐脓除尽,再用生肌散掺在疮面上,外敷玉红膏,每日 1 次。

六、临床验案

陈女士,25 岁,未婚,有性生活。因 "发现外阴出现溃疡 1 天" 来就诊。患者外阴出现圆形及椭圆形边界清晰的溃疡,溃疡表面伴有浆液性分泌物,不痛不痒。患者血清梅毒检测中存在梅毒螺旋体。现患者外生殖器疳疮质硬,口干欲饮,小便黄赤,舌红,苔薄黄腻,脉弦滑。

西医:根据外阴检查和血清梅毒检测,诊断为梅毒感染。治疗:①一旦确诊立即采取治疗,首选青霉素;②肌内注射苄星青霉素 240 万 U,分两侧臀部肌内注射,每周 1 次,连用 3 周。

中医辨证:根据陈女士的症状、舌苔、脉象,属于疳疮病,肝经湿热证,宜清热利湿,解毒祛梅。龙胆泻肝汤加减,处方:龙胆草 6g,栀子 9g,川黄柏 9g,柴胡 9g,金银花 15g,泽泻 9g,车前子 9g,生甘草 6g,土茯苓 30g,白花蛇舌草 30g。

临证分析:陈女士未婚,有性生活,发现外阴出现溃疡 1 天来求诊。根据她的起病特点和临床症状需要对其进行妇科常规检查和血清梅毒检测。在这个案例中,根据血清梅毒检测结果选用抗生素来治疗,中医药根据辨病和辨证相结合进行治疗,本患者予龙胆泻肝汤加金银花、土茯苓、白花蛇舌草清热利湿,解毒祛梅。

七、就诊策略

如果发现不明原因的生殖器溃疡或全身斑丘疹,需要及时到医院就诊查明原因,以免误诊、漏诊,延误病情。

八、预防措施

1. 避免滥交及不洁性生活。

2. 如需输血，请在正规医院、经正规途径进行输血。

3. 孕妇在怀孕前需做好有关感染类疾病的筛查，对于可疑患梅毒的孕妇应进行预防性治疗。

4. 避免接触带有梅毒患者体液的物品。

九、调养措施

1. 本病在规范治疗后应随访 2～3 年。

2. 应注意劳逸结合，进行必要的功能锻炼，保持良好的心态，有利健康。

3. 应少食动物脂肪、甜食及辛辣刺激性食品；多吃富含维生素 A 和维生素 C 的食品。建议食疗方如下。

蒲公英粥

制作方法：蒲公英 30g 洗净，鲜品用量为 60～90g，切碎，加适量清水，煎取药汁，去渣，加入粳米 50g 同煮为粥，每日 2～3 次温服食，3～5 日为 1 个疗程。

作用功效：清热解毒，消肿散结。

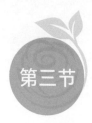

第三节 下身反复出现小疱疹，疼痛难忍，这是怎么回事

——生殖器疱疹的诊治

珍珍最近有个烦心事儿，她外阴及肛门周围的皮肤出现了很多小疱疹，十分疼痛，还伴有高热，于是珍珍赶紧到医院就诊，医生检查后告诉她得了"生殖器疱疹"。

一、主要致病菌

主要致病菌是单纯疱疹病毒（HSV），有 HSV-1 型和 HSV-2 型两种血清型。

二、诱发因素或好发人群

本病主要通过性传播，可通过接触患者的皮损渗液、子宫颈及阴道分泌物、精液和前列腺液而感染，好发于性生活不洁的人群；妊娠期女性主要通过感染的产道传染给胎儿。

三、自觉症状

生殖器及肛门皮肤出现散在小水疱或溃疡，自觉疼痛，常伴

有腹股沟淋巴结肿痛、发热、头痛、乏力等全身症状。

四、诊断与鉴别诊断

1. 有不洁性生活史或不洁物品等接触史。

2. 出现生殖器皮肤疱疹、溃疡破损,伴疼痛、发热、乏力等不适,会反复发作。

3. 皮损处病毒培养、抗原检测、血清学抗体检测等可以确诊。

4. 本病应该与药疹、梅毒硬下疳、软下疳、白塞综合征等鉴别。

五、并发症

本病主要表现为生殖器及肛门处皮肤散在小水疱或溃疡,自觉疼痛;可以并发直肠炎、尿道炎、膀胱炎或宫颈炎等;妊娠早、中期感染可引起流产、早产、胎儿畸形、死胎;妊娠晚期可导致胎儿出现发热、黄疸、肝脾大、皮肤及眼结膜疱疹,严重者可引起脑膜炎、脊髓灰质炎,导致胎儿死亡。

六、治疗原则

(一)西医

1. 治疗原则是减轻症状,缩短病程,减少 HSV 的排放,控制其传染性。

2. 原发性的生殖器疱疹可用阿昔洛韦 200 ～ 400mg 口服,

每日 3 ~ 5 次,连用 7 ~ 10 日;复发性的生殖器疱疹可口服 400 ~ 800mg 阿昔洛韦,每日 2 ~ 3 次,连用 5 日。

3. 用阿昔洛韦软膏局部涂擦,但效果较差。

4. 孕妇使用阿昔洛韦是安全的。

(二)中医

1. 可选用龙胆泻肝汤、六味地黄丸、知柏地黄丸等治疗。

2. 外治法:可用马齿苋、野菊花、板蓝根各 30g,川黄柏 15g,煎煮外洗;也可取新鲜半枝莲 200g 捣碎后外敷于患处。

七、临床验案

李女士,32 岁,未婚。因"外阴及肛门周围皮肤疱疹伴高热 2 天"来就诊。患者大约半个月前有多次性生活,现患者外阴大、小阴唇处皮肤散在小水疱及溃疡,自觉疼痛剧烈,腹股沟淋巴结肿痛。患者皮损处病毒培养显示 HSV(单纯疱疹病毒)阳性。现患者阴部疱疹,局部有糜烂溃破,大便干,小便黄赤。舌红,苔黄腻,脉滑数。

西医:根据妇科检查和皮损处病毒培养结果,诊断为生殖器疱疹。治疗:①治疗原则是减轻症状,缩短病程,减少 HSV 的排放,控制其传染性;②培养结果出来前,根据经验性用药,用阿昔洛韦片 200mg 口服,每日 5 次,培养结果证实后,继续治疗,共用 10 日。

中医辨证:根据李女士的症状、舌苔、脉象,属于热疮病,湿热下注证,宜清热利湿解毒。①处方:龙胆草 6g,栀子 9g,黄芩

15g,川黄柏 9g,生地黄 15g,泽泻 9g,当归 9g,车前草 15g,生甘草 6g,金银花 15g,连翘 9g,地丁草 30g。每日 1 剂,煎服 2 次。②复方黄柏洗液,10ml,每天湿敷 3 次。

临证分析:李女士因外阴及肛门周围的皮肤疱疹伴高热 2 天来求诊。根据她的起病特点和临床症状,需要对其进行外阴皮损处病毒培养,以对后续的治疗进行指导。患者除了使用抗病毒药物进行治疗,根据辨证还可以予龙胆泻肝汤加减治疗,并且配合中药外敷,减轻局部红、肿、热、痛症状。

八、就诊策略

如出现生殖器处皮肤溃疡破损,伴疼痛,或伴发热、乏力等不适,应及时到医院就诊,查明原因后对症治疗。

九、预防措施

1. 洁身自好,不要有不洁性生活。

2. 性生活时使用避孕套,预防疾病传播,但如果在皮肤有破损时性交,即使使用避孕套也可能发生 HSV 的传播。

3. 如出现上述自觉症状,请及时就诊,明确诊断,积极治疗。

十、调养措施

1. 增强自身免疫力。生殖器疱疹的复发率高,因此,平时需注意多锻炼身体,但不宜太劳累。

2. 调整好个人心态,增强个人自信心,重视个人卫生,避免不

洁性生活。

3. 生殖器疱疹可引起剧烈疼痛,但切不可自行服用镇痛药,以免导致病情加重。

4. 在饮食方面要慎食酸涩收敛之品,如豌豆、芡实、石榴、芋头、菠菜等;慎食油腻之品;禁用辛辣刺激之物;可以食用薏苡仁、苦瓜等食物。推荐的食疗方如下。

薏苡仁粥

制作方法:薏苡仁 30g,粳米 50g,加入适量水,煮粥,粥熟后加入适量冰糖食用。

作用功效:健脾利湿,清热解毒,主要用于阴部疱疹缓解期,长期应用可降低复发率。

常规妇科体检发现感染了
衣原体，怎么办
——沙眼衣原体感染的诊治

小依想要二胎，备孕半年没有怀孕，平时白带比较多，质地稀薄，小依到医院想检查一下不怀孕的原因，没想到阴道分泌物病原体培养发现她得了"衣原体感染"。

一、诱发因素或好发人群

成年人主要通过性接触传播，多个性伴侣、性生活不洁的人为易感及好发人群；此外，胎儿可经孕妇的产道感染。

二、主要致病菌

主要致病菌是沙眼衣原体，主要感染女性生殖道的柱状上皮和移行上皮。

三、自觉症状

多数无症状或症状轻微，不易察觉，但是已经伴有上生殖道感染。

有症状者因感染的部位不同而表现不同：子宫颈黏膜炎的主要表现为阴道分泌物增加，呈黏液脓性，性交后出血或经间期出血；伴有尿道炎，可出现尿痛、尿频、排尿困难等症状；如出现上行感染可引起子宫内膜炎、输卵管炎，其中子宫内膜炎表现为下腹痛、阴道分泌物多、阴道不规则出血；输卵管炎表现为长期轻微下腹痛、低热，如久治不愈可引起盆腔广泛粘连。

四、诊断与鉴别诊断

1. 有不洁性生活史。

2. 可有阴道分泌物增加，性交后出血或经间期出血、尿痛、排尿困难等，也可无症状。

3. 妇科检查：子宫颈管黏液脓性分泌物，子宫颈红肿，黏膜脆性增加。

4. 子宫颈分泌物培养找到沙眼衣原体是诊断的金标准。

5. 本病应与淋病、细菌性阴道病、真菌性阴道炎、滴虫阴道炎等相鉴别。

五、并发症

衣原体感染可能上行导致输卵管炎、子宫内膜炎等，进而导致不孕症、异位妊娠等疾病；孕妇感染可引起流产、早产、胎膜早破、低体重儿以及产后子宫内膜炎等异常现象。

六、治疗原则

(一)西医

1. 必须性伴侣双方同时治疗。

2. 子宫颈黏膜炎的治疗:推荐使用多西环素 100mg,每日 2 次,连服 7 ~ 10 日;或阿奇霉素 1g,单次顿服。

3. 盆腔炎的治疗:选用多西环素 100mg,每日 2 次,连服 14 日;或氧氟沙星 300 ~ 400mg,每日 2 次,连服 14 日。

4. 孕妇禁用多西环素及氧氟沙星,推荐使用红霉素 500mg,每日 4 次,口服,连服 7 日;或红霉素 250mg,每日 4 次,口服,连服 14 日。如不能耐受红霉素,可用阿莫西林 500mg,每日 3 次,口服,连服 7 日。

5. 应于治疗后 3 ~ 4 个月复查,以发现可能出现的再感染症状,防止盆腔炎和其他并发症的发生。若患者不能在治疗后 3 个月进行复查,应嘱其在初始治疗 12 个月内进行检测。

(二)中医

有症状的患者可在口服西药的同时加用中药外洗,可以选用一些清热解毒类的中药,煎煮后外洗治疗。

七、临床验案

吴女士,30 岁,已婚。因"白带量多 1 周"来就诊。患者自述平时白带量可,近 1 周阴道分泌物量多,呈黏液状。妇科检查发现,阴道见黏液状分泌物,有异味,子宫颈重度糜烂。子宫颈管

分泌物培养可见沙眼衣原体。现患者自觉带下量多,质黏,无腹痛,时腰酸。舌淡红,苔薄,脉滑。

西医:根据妇科检查和子宫颈分泌物培养结果,诊断为阴道炎(沙眼衣原体感染)。治疗:①根据子宫颈分泌物培养 + 药敏试验结果,予多西环素 100mg,每日 2 次,连服 10 日;②本病需要夫妻双方共同治疗。

中医治疗:给予口服黄芪片,5 粒,每日 3 次,提高免疫力。

临证分析:吴女士因白带量多 1 周来求诊。根据她的起病诱因和临床症状需要对其做妇科检查、白带检查、子宫颈分泌物培养 + 药敏试验等,以指导后续的治疗。需要注意的是,多数衣原体感染的患者并无任何症状,因此常规的妇科检查就显得尤为重要。在这个病例中,患者需要根据药敏试验结果以及过敏史选用合适的抗生素治疗,需要夫妻双方同治,从而避免相互感染,以提高治疗疗效。中医根据辨证可以予五味消毒饮治疗,此方可以口服,也可以浓煎后子宫颈湿敷,但不主张阴道冲洗,以免病菌逆行感染造成盆腔炎,使病情加重。

八、就诊策略

有性生活的女性需定期进行常规妇科检查,如发现有衣原体需及时进行治疗。如出现阴道分泌物增加,性交后出血,或经间期出血,或伴有尿痛、排尿困难、下腹疼痛、低热等症状,应高度警惕,及时到正规医院就诊检查,获得用药建议。

九、预防措施

1. 洁身自爱,避免不洁性行为。要注意个人卫生。

2. 个人的洗浴用品、毛巾独自使用；不穿借别人的内衣、泳衣；外出期间不洗盆浴；尽量使用蹲式马桶，上厕所前洗手。

十、调养措施

1. 生殖道沙眼衣原体感染的女性，注意保持外阴清洁卫生，患病期间内裤应煮沸消毒，在太阳直晒下晾干。便前、便后要洗手，毛巾、脸盆等生活用具应与他人分开。

2. 饮食方面宜清淡而有营养，补充必要的维生素，多吃水果、蔬菜等，避免食用辛辣刺激性食物和油腻食物。

3. 注意在配偶感染沙眼衣原体期间要禁止性生活；夫妻同时治疗；分泌物培养有衣原体感染，即使没有明显症状，也必须治疗。

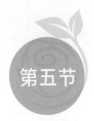

第五节 没啥症状，竟然查出支原体感染，这是怎么回事

——支原体感染的诊治

阿园最近因不孕症到医院就诊，医生让她做宫腔镜检查输卵管通畅情况和子宫内膜情况，先让她查了白带常规和支原体培养，发现"解脲支原体" > 10^4，医生说是"支原体感染"，不能做宫腔镜检查，还需要治疗。阿园很迷惑，自己没啥症状，竟然查出支原体感染，这是怎么回事？

一、诱发因素或好发人群

支原体感染主要通过性接触传播，可通过接触患者的阴道分泌物、子宫颈分泌物、尿液而感染；孕妇可通过胎盘或感染的产道传给婴儿。

二、主要致病菌

主要致病菌是支原体，为一类介于细菌和病毒之间能够独立生长的原核微生物，以女性生殖道分离出的人型支原体和解脲支原体最常见。

三、自觉症状

多数女性没有自觉症状。

有症状者多表现为：白带量多清稀，有或没有外阴瘙痒；合并盆腔感染会有下腹隐痛的表现；合并急性宫颈炎会有同房后出血的表现；合并尿道炎时还可出现尿急、尿频、尿痛、排尿困难等症状。

四、诊断与鉴别诊断

1. 常有不洁性生活史。

2. 多数无典型症状，部分可出现白带量多清稀、外阴瘙痒；下腹隐痛，同房后出血；尿急、尿频、尿痛、排尿困难等。

3. 妇科检查：多有阴道分泌物增多，质地清稀，有异味。

4. 子宫颈分泌物培养显示支原体阳性。

5. 本病应与淋菌性尿道炎、真菌性阴道炎、滴虫阴道炎、细菌性阴道病、衣原体阴道炎等相鉴别。

五、并发症

支原体感染导致输卵管炎，可以引起下腹疼痛、发热等症状；还可以破坏输卵管黏膜导致输卵管阻塞性不孕、宫外孕等疾病；如果孕妇感染支原体可能引起绒毛膜炎、流产、胎膜早破、早产、死胎、新生儿肺炎等疾病。

六、治疗原则

（一）西医

1. 如果男女双方均无泌尿、生殖系统感染的相关症状，仅解脲支原体阳性，考虑为携带者，不必治疗。

2. 常见的治疗泌尿、生殖系统支原体感染的方案有：多西环素 100mg，口服，每日 2 次，连服 7 日；阿奇霉素 1g，单次口服，或 0.25g 口服，每日 1 次，共 5 ～ 7 日；左氧氟沙星 500mg，每日 1 次，连服 7 日；莫西沙星 400mg，每日 1 次，共 7 ～ 14 日。

3. 孕妇感染首选阿奇霉素 1g 顿服；替代疗法为红霉素 0.5g 口服，每日 2 次，连服 14 日。

（二）中医

1. 根据辨证口服中药治疗，可选用龙胆泻肝汤等清热解毒的汤药。

2. 中药外治法包括会阴抹洗、外阴熏蒸等，可使用川黄柏、白芷、大黄、地肤子、板蓝根等加减治疗。

七、临床验案

张女士，25 岁，已婚。因"白带量多伴外阴瘙痒 2 天"来就诊。患者白带量多，质清稀，并伴有外阴瘙痒。妇科检查见阴道大量分泌物，质清稀，子宫颈轻度糜烂。子宫颈管分泌物培养显示支原体（+），解脲支原体 > 10^4。就诊时自觉带下量多，质稀薄，神疲乏力，食后困顿。舌淡红，苔白腻，脉细。

西医：根据妇科检查和子宫颈分泌物培养结果，诊断为阴道炎（支原体感染）。治疗：①根据子宫颈分泌物培养＋药敏试验结果，给予米诺环素 100mg，口服，每日 1 次，连服 10 日；②男方检查有解脲支原体性尿道炎，需同时治疗。

中医辨证：根据张女士的症状、舌苔、脉象，属于带下病，脾虚湿胜证，宜健脾化湿，固涩止带。予完带汤加减，处方：白术 30g，党参 15g，淮山药 30g，白芍 15g，苍术 9g，姜半夏 9g，陈皮 9g，芡实 30g，黄芪 15g，肉桂 3g，香附 9g，天南星 6g。

临证分析：张女士因白带量多伴外阴瘙痒 2 天来求诊。根据她的起病特点和临床症状，需要对其做妇科检查、白带检查、子宫颈分泌物培养＋药敏试验等，以指导后续的治疗。需要注意的是，多数支原体感染的患者并无任何症状，因此常规的妇科检查和分泌物培养就显得尤为重要。在这个案例中，患者需要根据药敏试验以及过敏史选用合适的抗生素治疗；男方有解脲支原体性尿道炎，建议同时治疗，从而避免相互感染，以提高疗效。中药方面，根据辨证可以予完带汤治疗，改善机体脏腑功能。本病不主张阴道冲洗，以免病原体逆行感染造成盆腔炎，使病情加重。

八、就诊策略

由于支原体感染一般无症状，因此常规的妇科检查就显得尤为重要，如在检查后发现支原体感染，应遵循医嘱积极治疗；如出现排尿困难、同房后出血、白带量多及下腹痛等症状，有可能支原体感染已经累及其他部位，此时需要去正规医院就诊，以便明确诊断，及时用药治疗。

九、预防措施

1. 平时注意个人卫生,尤其要避免不洁性生活。

2. 尽量穿棉质内裤,少穿牛仔裤,保持外阴干燥。

3. 外出注意如厕卫生,尽量用蹲式马桶;不去人流量大、消毒不严格的泳池游泳。

十、调养措施

1. 注意卫生,治疗期间禁止性生活。

2. 积极锻炼身体;睡眠时室内要保持空气清新,温度适宜;多进行日光浴,增强体质是防病的第一重要因素。

3. 平时多以清淡饮食为主,避免食用辛辣刺激性食物;注意饮食规律,补充必要的维生素、微量元素等。推荐药膳如下。

柚子猪排汤

制作方法:取适量生黄芪 30g 放入药包,猪小排 200g 洗净备用,柚子肉 30g、冬瓜 200g,一起放入锅中加水烧开,小火煲汤1 小时,分次食用。

作用功效:益气扶正,清热除湿。

培护正气，防御外邪，将邪毒挡在大门外

——HPV 感染的诊治

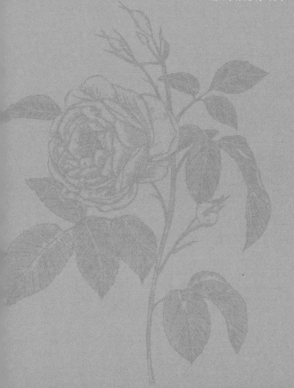

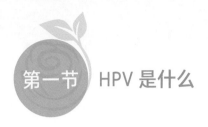

"感染人乳头状瘤病毒（HPV）会致癌！"很多女性一听说这句话，害怕得不得了。临床有不少心情忐忑的女性朋友会来咨询这个问题："医生，我查出来 HPV 阳性，快点儿帮我治疗，我要得子宫颈癌了……"那么，HPV 到底是怎么回事呢？

流行病学和病理学资料显示，高危型人乳头状瘤病毒（HPV）的持续感染是子宫颈癌发生的最主要因素。因此，早期发现、早期治疗 HPV 感染，对防治子宫颈癌有重要意义。

HPV 喜欢在温暖、潮湿的环境中生长，主要感染人体特异部位皮肤、黏膜的复层鳞状上皮。性接触为其主要传播途径，也可通过接触传播和母婴垂直传播。

感染 HPV 的概率和女性的年龄及性行为习惯关系最为密切。流行病学调查显示，年轻的性活跃期女性 HPV 感染率最高，感染高峰年龄在 20 岁左右；中国女性还存在第二个 HPV 感染高峰，在 40 ~ 45 岁。多个性伴侣或男方有多个性伴侣的女性，HPV 感染率更高；其他促使感染的高危因素包括口服避孕药、妊娠、细胞介导的免疫功能损害、吸烟等。

目前已有 120 余种 HPV 基因型被确定，其中约 30 种涉及生殖道感染。在女性的一生中，可反复感染 HPV，也可同时感染多种不同的 HPV。大部分女性 HPV 感染期比较短，一般在 2 ~ 3 年，

只有 10%～15% 的女性呈持续 HPV 感染状态。持续感染 HPV 的女性，患子宫颈癌的风险会增高。

根据致癌潜能，HPV 被分为高危型和低危型，不同类型的 HPV 感染导致不同的临床疾病。高危型如 HPV16、HPV18、HPV26、HPV31、HPV33、HPV35、HPV39、HPV45、HPV51、HPV52、HPV53、HPV56、HPV58、HPV59、HPV66、HPV68、HPV73 和 HPV82 等，主要导致外阴癌、子宫颈癌及高级别外阴上皮内瘤变、高级别子宫颈上皮内瘤变等；低危型如 HPV6、HPV11、HPV40、HPV42、HPV43、HPV44、HPV54、HPV61、HPV70、HPV72、HPV81 和 HPV83 等，主要导致外阴和皮肤的尖锐湿疣以及低级别外阴上皮内瘤变、低级别子宫颈上皮内瘤变等。

所以，感染了 HPV 的女性不需要恐慌，绝大多数的 HPV 感染是能够痊愈的，但是，也不能忽视，需要定期检查和随访，争取早期诊断，并在医生的指导下治疗，以免迁延发生癌变。

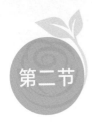

第二节 什么情况下会感染 HPV

现代社会,快节奏的都市生活、沉重的工作和生活压力,很多疾病越来越多,也越来越年轻化。我们常常听说谁谁感染了 HPV,觉得很恐怖,像是得了难以启齿的病。其实 HPV 感染除了不良性行为以外,还有其他易感因素。那么什么情况下容易感染 HPV 呢?

HPV 感染的易感因素如下。

1. 年龄 由于 HPV 感染主要是通过性行为传播,所以年轻的性活跃女性感染 HPV 的概率较高,高峰年龄为 20 岁左右,另外,我国女性还有第二个感染的高峰年龄,为 40 ~ 45 岁。

2. 生物学因素 细菌、病毒、衣原体等各种病原体的感染,如人类免疫缺陷病毒(HIV)、沙眼衣原体和淋病奈瑟球菌等。

3. 行为易感因素 过早开始性生活、性生活混乱、多孕多产、吸烟、长期口服避孕药、妊娠、细胞介导的免疫功能损害、营养不良、不注意生活卫生、接触 HPV 污染的衣物等。

总而言之,除年龄和性行为习惯影响 HPV 感染率之外,HPV 的感染就像我们患病毒性感冒一样,当身体处于抵抗力低下的状态时,HPV 病毒就容易乘虚而入,增加感染风险。我们可以通过完善健康教育咨询、呼吁安全性行为、防治生殖道感染疾病和性传播疾病、建议男性包皮环切等,减少 HPV 感染的高危因素。

另外，还可以通过 HPV 筛查、子宫颈癌筛查等方式，及时发现高危型 HPV 感染，早诊断、早治疗，延缓疾病进展。

小贴士：

什么情况下要做 HPV 检测

1. 性生活过早、性生活活跃、多个性伴侣、早孕、多孕、多产的女性应该进行 HPV 检测，以便及时发现癌前病变或子宫颈癌。

2. 有阴道炎、宫颈炎症状者，如白带增多、有异味，阴道不规则出血、接触性出血，排尿异常等，应该进行 HPV 检测。

3. 存在免疫缺陷或正在接受免疫抑制剂治疗者，必要时可行 HPV 检测。

4. 为实现优生优育，建议孕前进行 HPV 检测。

5. 由于 HPV 疫苗未覆盖所有 HPV 基因型，接种过 HPV 疫苗的女性也要进行 HPV 检测防癌筛查。

6. 细胞学检查结果为不典型鳞状上皮细胞，意义不明确（ASC-US）的女性，应该做 HPV 筛查，并且进行阴道镜检查，必要时加做活检。

7. 防癌筛查可用于 25 ~ 65 岁女性子宫颈癌的初筛。初筛结果为阴性者，则每 3 年复查 1 次 HPV；若初筛结果阳性，则进行高危型 HPV16 和 HPV18 分型检测，若 HPV16、HPV18 阳性者，则行阴道镜检查；若分型检测为阴性，则行细胞学检查；若基因分型和细胞学检查都为阴性，则应在 1 年内再次检测。

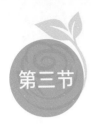

第三节 子宫颈 HPV 感染的诊治

　　茜茜常规体检发现高危型 HPV16 阳性已经 3 年了,并没有重视,也未做治疗。这次复查发现 HPV16 还是阳性,医生说:"这是子宫颈高危型 HPV 持续感染,需要再做一个子宫颈的细胞学检查,并且要积极治疗,不然,持续高危型 HPV 感染可能会导致子宫颈鳞状上皮病变,甚至发展成子宫颈癌。"

一、自觉症状

　　1. 大多数子宫颈 HPV 感染是一过性的,无明显临床症状。

　　2. 持续子宫颈 HPV 感染并发子宫颈鳞状上皮内病变(SIL)。早期可无特殊症状,病情进展后常见的症状有:性生活后或妇科检查后发生接触性出血,不规则阴道出血或绝经后阴道出血,阴道分泌物增多,伴或不伴异味。

　　3. 持续子宫颈 HPV 感染进展为子宫颈癌。早期子宫颈癌常无明显症状和体征,随病情发展,可出现接触性出血、不规则阴道流血、经期延长、经量增多;白色或血性、水样或米泔水样、有腥臭味的阴道排液;晚期子宫颈癌可出现不同继发症状,如尿频、尿急、便秘、输尿管梗阻、下肢肿痛、贫血、恶病质等。

　　4. HPV 感染引起的外阴、阴道、子宫颈尖锐湿疣。病损部位见赘生物,边界清楚,表面光滑,或呈颗粒状、勾回状、单发或多

发,散在或融合。一般无自觉症状,部分患者自觉阴部瘙痒或灼痛,性生活后疼痛不适或出血。

二、诊断与鉴别诊断

1. 大部分 HPV 感染没有明显临床症状,临床需要通过子宫颈分泌物 HPV 检测诊断。

2. 持续性 HPV 感染,需要排除子宫颈鳞状上皮病变、子宫颈癌。

3. 尖锐湿疣通常根据病史(不良性接触史、性伴侣感染史、HPV 间接接触史)、典型临床表现和实验室检查(活检病理检查、HPV 检测等)做出诊断。

4. 与其他疾病鉴别

(1)子宫颈上皮内瘤变(CIN)和子宫颈癌需与子宫颈良性病变和良性肿瘤做鉴别;也要与其他子宫颈恶性肿瘤(如原发性恶性黑色素瘤、肉瘤、淋巴瘤)和转移性子宫颈癌等做鉴别。主要鉴别手段为子宫颈活检。

(2)尖锐湿疣要与乳头状瘤、扁平湿疣、鲍温样丘疹病等鉴别。

三、并发症

1. 尖锐湿疣　是由 HPV 感染后引起的外阴皮肤黏膜良性增生,可累及肛门、阴道、外阴及子宫颈,主要经性传播,治疗以去除病灶和改善症状为主。

2. 子宫颈鳞状上皮病变　是与子宫颈浸润癌密切相关的一组子宫颈病变,其发病与高危型 HPV(特别是 HPV16、HPV18)持续感染密切相关。

3. 子宫颈癌　是最常见的妇科恶性肿瘤,已经在接近 99% 以上的子宫颈癌组织中发现有高危型 HPV 感染,其中约 70% 与 HPV16 和 HPV18 相关。

4. 其他　HPV 感染还可引起寻常疣、跖疣、扁平疣等疾病。

四、中医病因病机与辨证论治

中医认为,子宫颈 HPV 感染属于中医学"带下病""五色带下"范畴,多属本虚标实证,其病因可概括为外感与内伤两大类,病机为任脉受损,带脉失约,与脾、肾、肝功能失调,水液代谢失常密切相关,湿热、瘀毒为关键致病因素,需要辨病与辨证互参,中西医结合治疗。

(一)湿热邪毒证

症状:外阴瘙痒,带下量多,色黄或呈脓性,质黏稠,有臭气;胸闷纳呆,口苦而腻,小便短赤;或伴有血性白带;舌红,苔黄腻或厚,脉濡数。

治则:清热利湿止带。

方药:五味消毒饮(《医宗金鉴》)加连翘、土茯苓、苦参、半枝莲。

金银花 9g,野菊花、蒲公英、紫花地丁、紫背天葵各 3.6g,连翘 6g,土茯苓 15g,苦参 9g,半枝莲 15g。

（二）湿热下注证

症状：阴部皮肤瘙痒、灼热，或局部疼痛；或伴有性交后出血，带下量多，质稠黏腻不爽；心烦易怒，口干口苦，舌质红，苔黄腻，脉滑数。

治则：清肝泻火，利湿解毒。

方药：龙胆泻肝汤（《医方集解》）加减。

龙胆草6g，栀子9g，黄芩9g，木通9g，泽泻12，车前子9g，柴胡6g，生甘草6g，当归3g，生地黄9g。

（三）脾虚证

症状：带下量多，色白或淡黄，质稀薄，无臭气，绵绵不断；神疲倦怠，面色㿠白或萎黄，四肢不温或浮肿，纳少便溏；舌淡苔白或腻，脉缓弱。

治法：健脾益气，升阳除湿。

方药：完带汤（《傅青主女科》）加减。

白术30g，山药30g，人参6g，白芍15g，车前子9g，苍术9g，甘草3g，陈皮2g，黑芥穗2g，柴胡2g。

（四）肾阳虚证

主要证候：白带量多，色白清冷，质稀薄，淋漓不断；腰酸如折，畏寒肢冷，小腹冷感，小便频数清长，夜间尤甚，大便溏薄；舌质淡润，苔薄白，脉沉迟。

治法：温肾培元，固涩止带。

方药：内补丸(《女科切要》)加减。

鹿茸 60g，菟丝子 120g，沙苑子 90g，黄芪 90g，肉桂 60g，桑螵蛸 90g，肉苁蓉 90g，制附子 60g，白蒺藜 90g。

上为末，炼蜜为丸，如绿豆大。每服 20 丸，食远酒送服。

(五)阴虚夹湿证

主要证候：带下量多，色黄或赤白相兼，质黏稠，有气味，阴部灼热或瘙痒；腰膝酸软，头晕耳鸣，烘热汗出，五心烦热，咽干口燥，失眠多梦；舌红，苔少或黄腻，脉细略数。

治法：滋肾益阴，清热利湿。

方药：知柏地黄丸(《医方考》)加芡实、金樱子。

知母 6g，熟地黄 24g，川黄柏 6g，山茱萸 12g，干山药 12g，牡丹皮 9g，白茯苓 9g，泽泻 9g，芡实 12g，金樱子 12g。

五、治疗原则

不能仅仅执着于清除病毒，同时应积极治疗 HPV 感染引起的疾病，采用中西医结合治疗的方法，针对不同疾病的不同阶段，精准治疗。

(一)西医

1. 如果仅发现 HPV 阳性，但不伴有任何临床症状，可根据辨证服用中药提高机体抵抗力，促进免疫系统清除病毒；同时使用

重组人干扰素 α-2b 阴道泡腾胶囊(辛复宁),自月经干净第三天起,每晚睡前在阴道中塞入 1 粒,10 次为 1 个疗程,连续使用 3 个疗程;定期随访、复查。

2. 子宫颈鳞状上皮内病变(SIL)的处理:依据病变程度、年龄、细胞学结果、HPV 检测结果、阴道镜检查中转化区的情况及是否需要保留生育功能等因素综合考虑,制订个体化治疗方案。

若细胞学检查结果为低级别鳞状上皮内病变(LSIL),观察随访即可。若诊断为高级别鳞状上皮内病变(HSIL)则应治疗,阴道镜检查满意者可激光或冷冻治疗;若阴道镜检查不满意,应做子宫颈管搔刮术(ECC),排除子宫颈管内病变;若 ECC 阳性者,建议做子宫颈锥切术。

小贴士:

子宫颈鳞状上皮内病变(SIL)分级及随访方式

SIL 是 HPV 感染引起的鳞状上皮内病变,分为低级别鳞状上皮内病变(LSIL)和高级别鳞状上皮内病变(HSIL)。

◎ LSIL:这一病变发生癌变的风险相对较低,包括子宫颈上皮内瘤变 I 级(CIN1)、轻度非典型性增生、扁平湿疣以及挖空细胞病等。

随访:6 个月后复查子宫颈涂片细胞学。如无异常,1 年以后再次复查细胞学。如细胞学结果 > ASCUS,则需进行阴道镜检查。

◎ HSIL:有明显进展为浸润性癌的风险,包括子宫颈上皮内瘤变 II 级、III 级(CIN2、CIN3)、中度非典型性增生、重度

非典型性增生以及鳞状上皮原位癌。

随访：每 3 ～ 6 个月进行 1 次细胞学检查，连续 3 次正常后可选择每年 1 次细胞学检查，必要时行阴道镜检查。

3. 子宫颈癌的处理：应根据临床病理类型、分期、患者年龄、全身情况、生育要求、设备条件等因素，综合考虑，制订个体化方案，治疗方法包括手术、放射治疗、化学治疗和综合治疗。目前研究进展尚包括靶向治疗、基因治疗、免疫治疗等新手段。

小贴士：

子宫颈癌随访注意事项

子宫颈癌治疗后第 1 ～ 2 年，每 3 ～ 6 个月进行 1 次子宫颈或阴道细胞学检查；第 3 ～ 5 年，每 6 个月 1 次，然后每年随诊 1 次；每年拍摄 1 次胸部 CT 扫描；建议放射治疗后使用阴道扩张器，尽早恢复性生活有利于减缓阴道粘连狭窄。

4. 子宫颈尖锐湿疣的处理：目前主要治疗为去除外生疣体，改善症状和体征为主。可根据病情选用物理治疗（微波、激光、冷冻等）、手术治疗或者 50% 三氯醋酸治疗。性伴侣同时进行尖锐湿疣的相关检查，治愈之前禁止性生活。

（二）中医

1. 根据辨证口服中药治疗。

2. 在医生指导下局部用药治疗。

3. 子宫颈敷药：用清热解毒类中药制成汤剂，在医生帮助下，用无菌带线棉球浸透药液后置于子宫颈表面，6小时后自行取出药物棉球。

六、临床验案

赵女士，45岁，已婚未孕。因"五色带下，有异味1个月余"来就诊。患者素来带下量多、色黄。近1个月性生活后白带增多，时褐色，时鲜红，伴有臭味。妇科检查发现：阴道见脓血性分泌物，有异味；子宫颈见糜烂样改变，表面有分泌物附着，棉签触碰后出血。查子宫颈HPV16、HPV18病毒感染，TCT：高级别鳞状上皮内病变（HSIL），并且阴道镜证实为子宫颈HSIL。查白带三联，示白细胞（++），细菌性阴道病（BV）（+），就诊时自觉小腹不适、腰酸而软，口苦咽干，心烦头晕，大便干，小便黄，舌红苔黄腻，脉滑数。

根据病史结合妇科检查及实验室检查，西医诊断为子宫颈HPV感染、HSIL、细菌性阴道病。治疗：①抗感染治疗：甲硝唑栓每日1粒，睡前纳入阴道；②感染控制后，行高频电波刀下子宫颈环形锥切术（LEEP术）；③门诊随诊伤口换药。

中医辨证：根据赵女士症状、舌苔、脉象，属于感染邪毒证，治以清热解毒、凉血化瘀。处方：五味消毒饮加减，黄芪30g，蒲公英15g，金银花15g，紫花地丁9g，野菊花9g，半枝莲30g，白花蛇舌草30g，茯苓15g，赤芍9g，牡丹皮9g，川黄柏9g，椿根皮

12g,生蒲黄 9g。

临证分析:育龄期女性应当定期检查子宫颈 TCT 及 HPV,以早期发现、早期治疗子宫颈上皮内瘤变及子宫颈癌。本例赵女士因性生活后出现阴道流血和脓血性分泌物,中医称之为五色带下而就诊,妇科检查发现有接触性出血,阴道分泌物呈脓血性,有异味。这时检查子宫颈 TCT、HPV、阴道镜非常重要,并且对后续的治疗有指导意义。赵女士被诊断为 HPV 感染、子宫颈 HSIL、细菌性阴道病,在局部抗炎治疗后进行 LEEP 手术治疗,如果术后病理显示没有进一步发展,预后良好。中医根据辨证予五味消毒饮,同时注意提高患者自身机体免疫力。本病需要定期复查并且密切随访,尽早发现病情进展。

七、就诊策略

HPV 感染可引起子宫颈鳞状上皮内病变(SIL)及子宫颈癌的发生,高危型 HPV 的持续感染是促使子宫颈癌发生的最主要因素,99.7% 的子宫颈癌中都能发现高危型 HPV 感染。因此,25 ~ 65 岁的女性应进行 HPV 检测,初筛结果为阴性者,每 3 年复查 1 次 HPV 检测。

八、预防措施

1. 中医认为,子宫颈 HPV 感染是"邪毒"与"正气"相互交争的过程,"毒""瘀""虚"在疾病发生发展过程中可相互从化、互为因果,形成恶性循环。采用中医"治未病思想"防控子宫颈 HPV 感染时,最重要的是强身健体,扶助正气,提高机体免疫力。

2. 广泛开展预防子宫颈 HPV 感染相关知识的宣教,提高接

受 HPV 感染筛查和预防性传播疾病的自觉性。

3. 在专业医生的指导下注射 HPV 疫苗（一级预防），可阻断 HPV 感染的发生。

4. 注意劳逸结合，调畅情志，饮食营养均衡，适当运动，提高免疫力，避免无保护性的性生活。

九、调养措施

子宫颈 HPV 感染是机体抵抗力下降、外感邪毒而导致的，因此，日常调养需注意提高抵抗力。

1. 进食富含微量元素硒的食物（如鸡蛋、鸭蛋、猪肉、紫薯、坚果、蘑菇等），硒可以解毒、降低致癌因子的诱变性，还可以抑制癌细胞的生长。

2. 进食富含维生素 E 的食物（如小麦胚芽、肉类、奶类、五谷杂粮、坚果等），维生素 E 能促进硒的吸收，并帮助修复免疫细胞，使免疫系统加速清除 HPV。

3. 进食富含 β 胡萝卜素的食物（如胡萝卜、西蓝花、菠菜、生菜、番茄等），β 胡萝卜素能在人体内自动转成维生素 A，进而加速人体免疫球蛋白的合成，这有利于提升免疫细胞的数量，抵抗 HPV 感染。

以下食疗方可以用于辅助治疗。

猴头菇排骨汤

制作方法：备好高汤锅底，取猴头菇 3 朵，洗净、泡发，猪大

骨 450g，焯去血水，莲藕 250g、胡萝卜 80g 切块，将以上食材放入高汤锅中，加入适量生姜片，大火烧开转小火煲 90 分钟，分次食用。

作用功效：健脾和胃，培护正气。

小贴士：

如何选择 HPV 疫苗

目前，在我国 HPV 疫苗按照"知情同意、自愿自费"的原则，为受种者接种。可以根据 HPV 疫苗覆盖疾病谱、使用人群范围、疫苗价格、自身实际情况等，综合考虑后选择适合自己的 HPV 疫苗。根据《子宫颈癌等人乳头瘤病毒相关疾病免疫预防专家共识》推荐，三种疫苗选择方法如下。

◎ 二价 HPV 疫苗：包括 HPV16/18 型二价疫苗、HPV6/11 型二价疫苗，适用于 9 ~ 25 岁女性。推荐于 0 个月、1 个月和 6 个月分别接种 1 剂次，共接种 3 剂。

◎四价 HPV 疫苗：包括 HPV6/11/16/18 型四价疫苗、HPV16/18/52/58 型四价疫苗，适用于 20 ~ 45 岁女性。推荐于 0 个月、2 个月和 6 个月分别接种 1 剂次，共接种 3 剂。

◎九价 HPV 疫苗：包括 HPV6/11/16/18/31/33/45/52/58 型九价疫苗，适用于 16 ~ 26 岁女性。推荐按照 0 个月、2 个月、6 个月的免疫程序接种 3 剂。

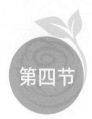

感染了 HPV 就会患子宫颈癌吗

子宫颈癌在女性朋友中真的是犹如恶魔一般的存在,其患病率位居女性生殖道恶性肿瘤的首位。据世界范围内统计,每年约有 50 万左右的子宫颈癌新发病例,占所有癌症新发病例的 5%,其中 80% 以上的病例发生在发展中国家。我国每年约有新发病例 13 万,占世界子宫颈癌新发病例总数的 28%。患病的高峰年龄为 40 ~ 60 岁,近年来大量研究表明,子宫颈癌的发病年龄呈年轻化趋势。那么,女性感染了 HPV 一定会得子宫颈癌吗?

答案是否定的,子宫颈癌的发病因素是由环境与个体综合作用所致,持续高危型 HPV 病毒感染是子宫颈癌的发病因素,但不是唯一条件,且 HPV 病毒又有很多种类型,不是每种类型都是危险的,导致子宫颈癌的病因如下。

一、子宫颈癌的发生与 HPV 病毒感染关系密切

持续感染高危型 HPV 病毒,是子宫颈癌及其癌前病变发生的必要因素,绝大多数子宫颈癌患者的体内能检测出这种病毒,凡是有性生活的女性都有可能通过性接触而感染 HPV 病毒。

然而,不是所有的 HPV 感染都会导致子宫颈癌,HPV 是一种环状双链 DNA 病毒的统称,它包含 130 多种亚型。根据 HPV 持续感染引起子宫颈癌的可能性高低,将 HPV 分为高危型与低危型。

高危型：HPV16、HPV18、HPV31、HPV33、HPV35、HPV39、HPV45、HPV56、HPV58 型。持续性高危型 HPV 病毒感染与子宫颈癌关系密切。

低危型：HPV6、HPV11、HPV40、HPV42、HPV43、HPV44、HPV61型。低危型不会引起子宫颈癌，故称之为低危型。

由此可见，并不是所有的 HPV 病毒都会导致子宫颈癌，但同时需要警惕的是，如果女性朋友在进行 HPV 的检查后，确认为高危型阳性，那么此时就应当要坚持每年进行检查。

二、协同刺激因子的作用

现已发现一些共刺激因子与子宫颈癌的发生有关，有研究者总结子宫颈癌发生的共刺激因子如下。

1. 吸烟。

2. 生殖道其他微生物感染，如单纯疱疹病毒（HSV）、淋球菌、衣原体和真菌等可提高生殖道对 HPV 感染的敏感性。

3. 性激素影响激素替代和口服避孕药等。

4. 内源或外源性因素引起免疫功能低下。

这就好比种子与土壤的关系，如果将 HPV 感染视为种子，那么共刺激因子为营养，子宫颈移行带为土壤。子宫颈癌的发生是多种因素长期共同作用的结果，已经证实，只有高危型 HPV 持续感染才能导致子宫颈癌及癌前病变的发生，并且他们之中也仅有极少数最后发展为子宫颈癌。因此，可认为 HPV 感染是子宫颈癌发生的必要条件，但不是充足病因。

女性一生中感染 HPV 的机会大于 70%，但大多为一过性的，通常在感染的数月至 2 年内消退，仅少数呈持续感染状态，占 15% 左右。而当患者的免疫力不足以清除 HPV 的时候，HPV 病毒长期潜伏在体内，我们称为持续性感染。

那么子宫颈癌的演变过程是怎样的呢？（如下图所示）

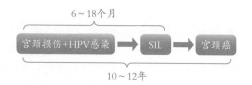

当持续性的感染达到 6～18 个月，尤其高危性的 HPV 感染存在时，就有可能发生子宫颈鳞状上皮内病变（SIL）。

SIL 进一步发展，异型细胞突破上皮基底膜时就演变为浸润癌，也就是真正意义上的子宫颈癌。

所以，从感染 HPV 到发展为子宫颈癌，整个过程是一个缓慢渐变的过程，需要 10～12 年时间。在这么漫长的时间里，我们有足够的时间发现子宫颈上皮内瘤变，及时阻止其继续进展！

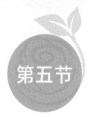

第五节 子宫颈癌筛查三阶梯是指什么

极早期的子宫颈癌大多无临床症状，或仅有一般宫颈炎的症状，如白带增多，也有的患者白带带血或性生活后少量阴道流血等，常常被忽略，需经子宫颈癌筛查后根据病理组织学检查以确诊。包括以下内容。

第一阶梯：子宫颈细胞学检查

子宫颈细胞学检查即我们常说的 TCT 检查，是目前子宫颈癌筛查的主要手段，只需要用"细胞刷"轻轻刮取子宫颈管一周作涂片即可。

第二阶梯：阴道镜检查

阴道镜检查适用于子宫颈 TCT 检查发现异常细胞的女性，主要用化学的方法（醋酸、碘试验）在高倍放大镜下观察子宫颈的病变。

第三阶梯：子宫颈活组织病理检查

子宫颈活组织病理检查是诊断子宫颈癌最可靠的依据，适用于阴道镜检查发现可疑或阳性，在病损处取几块标本送病理检查，明确细胞变化类型，必要时可以通过免疫组化进一步明确诊断。

小贴士:

什么情况下可以做阴道镜检查

阴道镜检查的目的是,在将病灶放大 10 ~ 40 倍的情况下,观察子宫颈、阴道和外阴等部位的微小病变,发现病变时及时定位活检,进行病理检查,从而提高阳性检出率,有助于及早发现癌前病变和其他癌变。

常见需要进行阴道镜检查的情况如下。

√ 异常子宫颈癌筛查结果,例如 TCT 检查 LSIL 及以上、ASCUS 伴高危型 HPV 阳性、非典型腺细胞(AGC)等。

√ 高危型 HPV 阳性,尤其是 HPV16、HPV18 型阳性者。

√ 子宫颈锥切术前确定手术范围。

√ 可能提示子宫颈病变的症状或体征,如盆腔检查时发现任何可疑的子宫颈异常,异常生殖道出血,或原因不明的子宫颈阴道分泌物。

√ 可疑外阴、阴道上皮内瘤样病变;阴道腺病、阴道恶性肿瘤等。

√ 子宫颈、阴道或外阴病变治疗的复查和评估。

小贴士:

阴道镜什么时候做

阴道镜检查的时间一般安排在月经干净后第 3 ~ 7 天。

检查部位出血或阴道、子宫颈存在炎症时,应该先进行治疗,不宜进行阴道镜检查。

注意避开排卵期进行检查,因排卵期子宫颈黏液增多,不利于行阴道镜检查。

在检查前 24 小时内,不要进行阴道冲洗或阴道用药,不要进行性生活,避免进行宫颈刮片和双合诊。

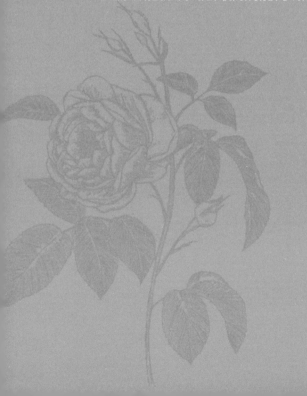

第七章

女人之美来自内外调和

——脏腑功能协调，提高抗病能力，防御炎症

第一节 正虚邪实

——中医怎么看妇科炎症

有妇科炎症的朋友们,经常通过自己的生活认知或者和亲友的交流,对妇科炎症有自己的定义,比如患念珠菌性阴道炎的小林,每逢天气潮湿就容易复发,林妈妈对她说:"小囡是湿气重,得要'去去湿'。"60岁出头的沈阿姨经常白带发黄,味道很重,下面也容易痒,她觉得自己是"火气重,体内有热",要"降降火"。民间认为,"湿""火""寒""瘀"等是引起妇科炎症的主要因素,那么从中医学的角度来看,妇科炎症又是由什么引起的呢?哪些情况容易导致妇科炎症的发生和反复难愈呢?

中医学认为,疾病的产生是"正气"与"邪气"相互争持的结果。"正气"是人体正常功能活动的统称,也就是机体(包括脏腑、气血等)的正常功能以及产生的各种维护健康的能力,包括抗邪防病能力和康复自愈能力等。"正气"是人体维持正常生理功能、抵御外邪的基础。"邪气"是各种导致人体生病的致病因素,包括风、寒、暑、湿、燥、热(火)等。《黄帝内经》认为"正气存内,邪不可干""邪之所凑,其气必虚",就是说如果正气充足,就可以抵御外邪,人体就很健康;如果正气虚弱,邪气就会侵袭人体,产生各种疾病。

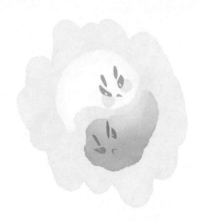

　　妇科炎症主要表现为女性生殖器官以及周围组织的炎症,以"红""肿""热""痛""白带增多"为特点,结合女性生殖解剖、功能以及炎症表象的特点,妇科炎症"正邪相争"中的"正虚"主要是"肝、脾、肾、心"功能失常,导致抗病能力下降;"邪实"是"湿、热、邪毒"等外邪侵犯女性生殖器官和周围组织。

一、心、肝、脾、肾功能失常是妇科炎症的致病基础

(一)"诸痛痒疮,皆属于心"

　　《黄帝内经素问·至真要大论》曰:"诸痛痒疮,皆属于心"。妇科炎症性疾病中,有发热、下腹部热痛、外阴部红肿疼痛、白带量多异味、或有脓肿形成,甚至破溃流脓等临床表现,都符合火热邪气伤及人体的特点,与心火炽盛导致心功能失调相关。

　　心火亢盛的治疗在于清心降火,临床上常用泻心汤、导赤散等方剂。自我调护以清心宁神、降火除烦为主;需要调节情志,保持心情舒畅,防止心火郁滞;饮食清淡,多食用清心、宁心的膳

食,比如莲子心、淡竹叶。

(二)"内伤脾胃,百病由生"

中医认为,脾主运化水谷精微,是气血生化之源、后天之本。《脾胃论》讲:"内伤脾胃,百病由生"。通俗地说,就是脾的功能为人体生存提供营养物质,也是正气的来源。如果脾功能异常,一方面,消化吸收的能力减弱,食物中的精微物质就不能生成气血,出现正气亏虚,这样防御疾病和抗病自愈的能力会降低;另一方面,生成水湿、痰浊等内生的邪气,会导致水湿停聚,引起各种阴道炎、慢性盆腔炎、输卵管积水等妇科炎症的发生。

脾虚的治疗原则是健脾益气,常用方剂为补中益气汤、参苓白术散等。自我调护要注意饮食不油腻,并尽量少食用刺激性食物;调节情志、保持心情舒畅,防止肝气郁结抑制脾气的功能。平常可以多食用薏苡仁、山药等健脾的食物。

(三)肝经"绕阴器、走小腹"

中医认为,肝藏血,主疏泄,调节气机;肝为刚脏,喜条达,恶抑郁。肝气郁结可导致多种疾病。《黄帝内经灵枢·经脉》记载:肝经"绕环阴器,抵小腹",也就是说肝经走行于阴部,巡行经过女性的生殖器官等部位。所以,肝气郁结不通,导致肝经运行不畅,产生小腹胀痛、会阴部不适等症状;肝气郁结时间长,可以导致肝火内生,兼夹湿邪流注肝经,会产生妇科炎症红、肿、热、痛等相应症状。

《黄帝内经素问·六元正纪大论》说:"木郁达之",肝气郁结的治疗在于疏肝解郁,常用方剂有柴胡疏肝散、逍遥丸、龙胆泻肝汤等;自我调护以调畅情志、条达肝气为主,平常需保持心情舒畅,晚上 11 点以前睡觉;可以服用疏肝解郁、滋养肝阴的药食两

用食物,如枸杞子、桑椹、杭菊花等。

(四)肾"开窍于前后二阴"

中医认为,肾为五脏之根,"五脏之伤,穷必及肾",五脏六腑的损伤,时间久了一定会累及肾,导致肾虚;而且肾开窍于前后二阴,与女性外阴关系密切。肾气充足可以产生津液濡润外阴,使阴道内、外环境健康,是抵御妇科炎症性疾病的第一道防线。肾气不足,正气虚弱,抵御外邪的能力会下降,而且还会影响心、肝、脾等脏的功能,导致心火、肝郁、脾湿等病理变化;肾功能失调也会造成妇科炎症,比如老年性阴道炎、慢性盆腔炎等。

肾虚分为肾阳虚和肾阴虚。肾阳虚治疗原则是温肾壮阳,常用方剂如右归丸、右归饮、金匮肾气丸等;肾阴虚治疗原则是滋补肾阴,常用方剂如左归丸、左归饮、六味地黄丸、大补阴丸等。自我调摄需要注意调节寒温,肾阴虚多服用滋阴补肾的药食如枸杞子、黑芝麻等;肾阳虚服用温补肾阳的药食如核桃肉、鹿角片等。

心、肝、肾、脾功能失调的主要症状

脏腑	脏腑功能异常	主要症状	舌苔、脉搏
心	心火亢盛	心烦失眠、面赤口渴、口舌生疮、小便短赤、大便秘结,患者可有高热或出血	舌红绛,脉数有力
脾	脾气亏虚	面色萎黄、饮食减少、腹胀、肢体倦怠、少气懒言	舌淡苔白,脉弱或缓
	脾虚湿盛	头身困重、脘腹痞满、便溏	舌淡胖苔白腻,脉濡缓

脏腑	脏腑功能异常	主要症状	舌苔、脉搏
肝	肝气郁结	少腹胀闷窜痛、胸闷、善太息，情志抑郁易怒、乳房胀痛、痛经	舌淡红苔薄，脉弦细
	肝郁化火	小腹灼热疼痛、面红目赤、口干口苦，甚至阴部出血、尿血、白带呈血性	舌红苔黄，脉弦数
	肝经湿热	胁肋部及小腹部灼热、阴部湿疹或瘙痒、白带发黄、腥臭	舌红苔黄腻，脉数
肾	肾阳虚	腰膝酸软冷痛、畏寒肢冷、小便清长、夜尿频多	舌淡苔白，脉沉细无力
	肾阴虚	腰膝酸软、眩晕耳鸣、失眠多梦、形体消瘦、五心烦热、潮热盗汗、咽干颧红	舌红少津、少苔，脉细数

二、湿、热、邪毒是妇科炎症的致病因素

在"风、寒、暑、湿、燥、热（火）"六种致病邪气中，湿、热（火）是妇科炎症的主要致病因素；另外，外感邪毒也是妇科炎症的重要原因。

（一）"夫带下俱是湿症"

《傅青主女科·带下》曰："夫带下俱是湿症"。"湿邪"，是一种阴邪，性质重浊、黏滞、趋下，容易损伤阳气、阻滞气机运行《黄帝内经素问·太阴阳明论》曰："伤于湿者，下先受之"。湿邪侵袭人体以下部为主，因此容易导致白带增多、会阴部潮湿等妇科炎症性疾病的表现。"湿盛则阳微"，湿为阴邪，容易损伤阳气，导致

正气亏损,机体抵御邪气的能力下降。湿邪黏滞,容易导致疾病迁延不愈,因此慢性盆腔炎、阴道炎等妇科炎症性疾病常常反复发作、难以痊愈。

湿邪的治疗以健脾祛湿为主,常用方剂如胃苓汤、四妙散、完带汤等。自我调摄要注意避免感受外界环境中的湿邪,如不淋雨、不涉水;也要预防脾虚水湿内生,饮食上需要注意少吃油腻、厚重、生冷的食物以保护脾胃功能,可以食用一些健脾的食物如芡实、山药等。

(二)"诸热瞀瘛,皆属于火"

《黄帝内经素问·至真要大论》曰:"诸热瞀瘛,皆属于火"。热(火)是一种阳邪,具有燔灼的性质,侵袭人体可以导致发热、面赤等临床表现。火邪可以导致疮疡,《黄帝内经灵枢·痈疽》说:"大热不止,热盛则肉腐"。妇科炎症性疾病表现为"红、肿、热、痛",甚至产生化脓、溃烂,比如急性盆腔炎、前庭大腺炎等疾病,都符合火热邪气致病的特点。火热邪气还会生风动血,《黄帝内经灵枢·百病始生》曰:"阳络伤则血外溢",如果热(火)邪伤到下部,可以产生血性白带。

热邪的治疗以清热泻火为主,常用方剂如大黄牡丹汤、仙方活命饮等。自我调摄要注意保持清洁卫生,饮食清淡,可以服用苦丁茶、莲子茶等清火的食物。

(三)邪毒蕴结,兼夹热湿

《傅青主女科》有关于"五色带下"的论述,认为热毒积聚,损伤血络,会导致"赤带";热毒炽盛,还会导致白带"五色杂下",质地黏稠或者如脓水样,并伴有腥臭味,这都是热毒蕴蒸导致的。

邪毒的致病力较强,一般以湿、热(火)为先导,产生较强的致病毒性,可以导致重症、急症或难治性疾病。妇科炎症如 HPV 感染、盆腔脓肿、产褥感染等疾病,可由邪毒侵袭所导致。临床上,HPV 持续感染转阴困难甚至迁延成癌;盆腔脓肿、产褥感染具有病情急、病势重、发展快的特点,因此,邪毒致病容易造成危急病证或难治性疾病。

邪毒的治疗以清热解毒为主,常用方剂为五味消毒饮、清瘟败毒散。自我调摄应当一方面注意阴部清洁,避免感染;另一方面提高自身抵抗能力,祛邪抗病。

湿、热、邪毒致病的主要症状

外邪	主要症状	舌苔、脉搏
湿邪	头部昏沉,四肢倦怠,周身困重,甚至下肢浮肿,胃部胀满,大便不爽	舌苔白厚腻,脉濡滑
热(火)邪	高热、面红目赤、烦热口渴,局部"红、肿、热、痛",或有包块甚至溃破流脓	舌红绛苔黄,脉洪数
邪毒	高热、腹痛,白带量多、颜色赤白或五色杂下	舌红苔黄,脉滑数

综上所述,中医认为,妇科炎症性疾病是正虚邪实、正邪相争的结果。以正气不足为病情基础,邪实侵犯为发病原因。正虚以"肝、脾、肾、心"功能失常导致气血不足、阴阳偏虚为主,邪实以湿邪、热(火)邪、邪毒侵犯女性生殖器官为要。正确认识妇科炎症性疾病的中医病因病机,有助于进一步治疗和调护,也有助于未病先防。

第二节 "湿"可致妇科炎症，祛湿、防湿很重要

清代名医王孟英说："带下,女子生而即有,津津常润,本非病也"。正常的白带是女性肾气充盛、脾气健运的条件下,产生的一种润泽阴户的色白或透明、无特殊气味的黏液。中医认为,如果白带的量、色、质地、气味发生改变,就是出现了带下病,各种类型的阴道炎、宫颈炎、急性盆腔炎、慢性盆腔炎、产褥感染等妇科炎症,常常伴有白带量增多,颜色发黄或绿、质地稀薄或浓稠或脓性、气味腥臭等表现,因此,白带异常是妇科炎症的重要表现。

中医认为,带下增多主要是由于湿邪侵犯任、带二脉,导致带脉失约、任脉不固,《傅青主女科·带下》曰："夫带下俱是湿症"。"湿邪"分内湿和外湿。内湿,主要与脾、肾的脏腑功能失常有关,脾虚失运、肾虚不固是导致内湿产生的主要原因;外湿,是由外部感受自然环境里的湿邪,通常和所处的气候、环境、生活习惯、地理位置有关,比如在江南一带或者梅雨季节,外湿较重,容易侵袭人体,这时,阴道炎,特别是真菌性阴道炎的发病率比其他季节要高。现代医学认为,梅雨季节环境中湿度(高)、气温适宜滋生霉菌,因此,真菌性阴道炎容易发作。

一、湿邪

"湿邪"是一种阴邪,它的性质重浊、黏滞、趋下,容易损伤阳

气、阻滞气机运行。

1.《黄帝内经素问·太阴阳明论》曰："伤于湿者,下先受之",湿邪侵袭人体以下部为主,因此,容易导致白带增多、阴部潮湿。

2. "湿盛则阳微",湿为阴邪,容易损伤阳气,导致正气亏损,抵御邪气的能力下降,慢性盆腔炎迁延日久,就会出现气虚或肾虚的症状,如神疲乏力、腰膝酸软等。

3. 湿邪黏滞,缠绵难去,容易导致疾病迁延不愈,比如慢性盆腔炎、多种阴道炎存在反复发作、难以痊愈的情况。

二、湿邪致病的临床特点

湿邪致病的临床特点主要是头部昏沉、四肢倦怠、周身困重,甚至下肢浮肿、胃部胀满、大便不爽、白带量多。

脾虚或肾虚造成的湿邪内阻,症状有所区别;湿邪还容易与热邪、邪毒相胶结,出现相应的临床特点,可以参见下表。

不同湿邪致病的主要临床表现

分型	主要症状	舌苔、脉搏
内湿 / 脾虚	白带量多、色白或淡黄、质地黏稠,患者面色萎黄、精神疲倦、食少、便溏	舌淡苔白腻,脉缓弱
内湿 / 肾虚	白带量多、质地稀薄,患者腰膝酸软、小便频数、夜尿尤多、大便溏泻	舌淡苔薄白,脉沉迟
外湿 / 湿热	白带量多、色黄或黄白、质地黏腻有臭气,或者白带如豆腐渣、阴部瘙痒、小腹作痛	舌红苔黄腻,脉濡数

分型	主要症状	舌苔、脉搏
外湿 / 湿毒	带下量多,赤白相兼或黄绿如脓,或者五色杂下,臭晦难闻、口干、烦渴、小便黄赤、大便难	舌红苔黄,脉数

三、湿邪内犯的治疗原则和代表方药

对于脾虚的治疗,以健脾益气、升阳除湿为治法,常用方剂为完带汤,常用中药:白术、山药、人参、白芍、苍术、甘草、陈皮、黑芥穗、车前子等。

对于肾虚的治疗,以温肾培元为治法,常用方剂为内补丸,常用中药:鹿茸、菟丝子、黄芪、肉桂、沙苑子、桑螵蛸、肉苁蓉等。

对于湿热的治疗,以清利湿热为治法,常用方剂为止带方,常用中药:猪苓、茯苓、泽泻、茵陈、赤芍、牡丹皮、川黄柏、栀子等。

对于湿热毒邪的治疗,以清热解毒为治法,常用方剂为五味消毒饮,常用中药:蒲公英、金银花、野菊花、紫花地丁、天葵子等。

四、预防湿邪的注意点

中医学强调"治未病",即"未病先防,既病防变,已病防复",对于湿邪,除了对症治疗,还要注意预防感受外湿与湿浊内生。

预防外湿需要因时、因地制宜,首先,要养成良好个人卫生习惯,常洗、常换内衣裤,衣物要透气,尽量不憋闷,尤其是在梅雨季

节,更需要注意贴身衣物的卫生和清洁;其次,雨天要不冒雨,并且少去非常潮湿的地方,如果气候潮湿,可以用除湿器。

另外,女性可以适度锻炼,增强体质,提高自己的免疫力,比如五禽戏、易筋经、太极拳等,促进气血流动,升发脏腑气机,提高抵抗病邪的能力。

预防内湿需要提高脾、肾脏腑功能,使正气旺盛,抵抗病邪的能力增强。下面介绍几个健脾补肾、益气祛湿的食疗方和茶饮方,供女性朋友们选用。

(一)红豆薏苡仁汤

制作方法:赤小豆 30g,薏苡仁 30g,适量水,熬汤代茶饮。

作用功效:补益脾肾,利水化湿。适合脾肾不足、白带量多的女性。

(二)红豆连翘鲤鱼汤

制作方法:赤小豆 50g,连翘 20g,鲤鱼 1 条,炖汤服用。

作用功效:赤小豆益气化湿,连翘清热,鲤鱼补气行水,对于白带量多且需化热祛湿的女性较为适宜。

(三)山药排骨汤

制作方法:新鲜山药 200g,排骨 300g,炖汤服用。

作用功效:山药补肺、脾、肾三脏之气,排骨平补阴阳,适合气虚水湿不化的患者。

(四)双术饮

制作方法：苍术 15g，白术 15g，适量水，熬汤频服代茶饮。

作用功效：此为国医大师朱良春常用茶饮，苍术化湿行气，白术补脾益气，对于水湿不祛的患者疗效较好。

(五)藿香佩兰饮

制作方法：藿香 15g，佩兰 9g，泡茶。

作用功效：适合夏季湿邪盛行时，健脾化湿，祛暑行气，对于天气潮湿季节（如夏季）容易发妇科炎症女性较为适合。

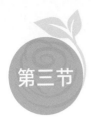

第三节 "清水出芙蓉，天然去雕饰"，女人之美在于养

中医认为，女性之美，源自内外调和、气血充沛、阴阳平衡，是一种健康、平和之美。

《黄帝内经素问·上古天真论》曰："女子七岁，肾气盛，齿更发长；二七而天癸至，任脉通，太冲脉盛，故有子；三七，肾气平均，故真牙生而长极；四七，筋骨坚，发长极，身体盛壮……"青年女性气血充盛，肝气升发，脾气健旺，肾气充沛，脏腑功能旺盛，充满了活力与生机，青年女性的美是生机勃勃的健壮之美；中年女性气血平和，肝气畅达，脾肾调和，此时的美，是内、外和谐的知性之美；老年女性，气血和缓，脏气运行平稳，展现的是一种慈祥仁爱之美。

中医学对女性美的认知，侧重于内外和谐、气血流畅、阴阳平衡，是五脏气机，尤其是肝、脾、肾等脏腑生理功能健康的表现，是精、气、神旺盛，人体正气充盛的健康之美。

一、补气养血是保持"美"的基础

女性的生理功能如经、带、胎、产、乳，这些功能的实施在于气机的推动以及精血的濡养。如果气虚或者气滞导致气机运行受阻，那么胞宫开泄失常，女性月经和带下就会没有周期性和节律

性。如果精血亏虚,就没有营养物质滋养冲、任脉和胞宫,也就没有月经、白带、乳汁的生成来源,那么就会导致月经、乳汁等量少或无。

妇科炎症性疾病,比如慢性盆腔炎、宫颈炎、输卵管炎,这些容易反复发作或者久治难愈的疾病,往往会有气血亏虚、精气不足的表现。正气可以抵御外邪并且祛邪外出,从而防止妇科炎症的发生发展。慢性妇科炎症性疾病患者,抵御外邪以及祛邪的能力下降,正气亏虚。体内的正气亏虚是其难以防御疾病的原因,也是其不能内外调和的原因。因此,如果要有由内而外的健康之美,补气养血非常重要。以下为气血亏虚的症状特点。

气血亏虚的主要临床表现

分型	主要症状	舌苔、脉搏
气虚	白带量多、色白或淡黄,少气懒言,神疲乏力,头晕目眩,自汗	舌淡苔白,脉虚弱无力
血虚	面色无华,唇色淡白,头晕眼花,经血量少	舌淡苔白,脉细无力

气虚的治疗以补气为主,常用人参、黄芪、白术、山药、茯苓等。

血虚的治疗以补血为主,常用当归、熟地黄、紫河车、龙眼肉等。

下面介绍几个补气血的食疗方。

◎ **黄精枸杞鸽子汤**:黄精 20g,枸杞子 20g,鸽子 1 只,炖汤服用。黄精补益气阴,枸杞子滋养阴血,鸽子补气血,此汤适合于气血不足的女性。

◎**红枣桂圆粥**：大枣 15g，龙眼肉（桂圆）20g，粳米 100g，煮粥服用。大枣、龙眼肉大补气血，粳米补益脾胃，适合气血虚弱的女性。

◎**糖水鸡蛋**：红糖 10g 放入沸水中，鸡蛋 1 枚直接打入热红糖水中。糖水鸡蛋具有补血的功效，适合血虚的女性。

◎**人参茶**：生晒参 10g，切薄片，泡水代茶饮。生晒参大补元气，适合气虚女性。

◎**黄芪茶**：黄芪 15g，泡 30 分钟，煮 45 分钟，取水代茶饮。黄芪补气，适合气虚女性。

二、补肾、调肝、健脾是维护"美"的关键

肝、脾、肾脏腑功能对于女性极为重要。女子以肝为先天，肝气条达，才能促进全身气血正常运行。肝又可以储存阴血，对于调节血量有重要作用。脾是气血生成和运行的关键，脾胃运化功能正常，那么气血就有了生成的基础。肾是生殖的根本，肾中精气是天癸的来源，是维护人体生殖功能最重要的脏器，因此，女性的一生，离不开肝、脾、肾三脏的调和。根据肝、脾、肾三脏不同的特点，脏腑气机失调的表现如下。

肝、脾、肾脏腑失调的主要临床表现

分型	主要症状	舌苔、脉搏
脾气不健	头晕沉重，脘腹不适，乏力困顿，大便溏薄，经血少、色淡白或白带量多	舌淡苔白，脉缓弱
肾阴亏虚	头晕耳鸣、腰膝酸软、口干咽燥、五心烦热、口渴喜饮、经血色红	舌红少苔，脉细

分型	主要症状	舌苔、脉搏
肾阳亏虚	头晕耳鸣、腰膝酸软、小便清长、夜尿多，大便溏薄、舌淡苔白、脉沉弱	舌淡苔白，脉沉弱
肝血不足	头晕耳鸣、两眼干涩、面色无华，指甲不荣、四肢麻木，经血量少	舌淡，苔白，脉细
肝气不畅	胸胁、小腹胀痛，精神紧张或焦虑，可有痛经	舌红，脉弦

脾气不健治疗以健脾益气为主，临床常用黄芪、白术、茯苓、陈皮等。

肾气不足治疗以补肾益气为主，偏于肾阴虚的滋补肾阴，常用药物有黄精、天冬、女贞子、桑椹等；偏于肾阳虚的温补肾阳，常用药物有肉苁蓉、巴戟天、益智仁、桑寄生、杜仲、肉桂等。

肝血不足治疗以滋补肝血为主，临床常用女贞子、墨旱莲、枸杞子、桑椹、熟地黄等。

肝气不畅治疗以疏肝行气为主，临床常用柴胡、香附、郁金、玫瑰花、绿萼梅、川楝子等。

三、调养在于作息、饮食及适度锻炼、调节情志

（一）调作息

现代女性因为工作及家庭事务繁忙，作息容易不规律，古人日出而作、日落而息，根据自然界的生物节律来劳作休息。调作息就是生活有规律，尽量定时、定点休息，维持生物钟的节律性，

这样有利于气血运行。规律作息也有利于人体各种激素的释放，从中医角度来说，就是促进阳生阴长，使阴阳和合。

（二）慎饮食

饮食也需要规律，三餐定时定量，荤素搭配，营养均衡，保证每天摄入一定量的水果与杂粮。《黄帝内经素问·脏气法时论》曰："五谷为养，五果为助，五畜为益，五菜为充……"不可以有饮食偏颇，高糖、高脂饮食不可取，纯素饮食也不利于身体健康。女性生理功能的实施，需要有充分的蛋白质和适当的脂肪摄入，否则雌激素、孕激素会生成减少，导致生殖功能减退。

（三）适度锻炼

中医认为，适度锻炼可以促进气血运行，减少瘀血留滞的产生。运动也能促进肝气升发，使周身气血运行通畅。中医传统的锻炼方式，如太极拳、太极剑、八段锦、易筋经、五禽戏，都可以促进脏腑气机运行。运动的种类需选择适合自己并且能坚持的，锻炼要以结束之后睡眠好、精神佳为度，有糖尿病、高血压、骨关节疾病的女性需在专科医生指导下锻炼。

（四）调节情志

现代医学对于健康的定义为人在身体、精神和社会等方面处于良好的状态。人的健康与精神状态密切相关。现代社会节奏快、压力大，抑郁或者焦虑的情绪较为普遍，而这些不良情绪会导致肝脾功能失调，从而使气机郁滞、血行不畅。因此，要尽量调畅情志，使心情平和。

第四节 "女子以肝为先天"，养肝疏肝气血好

清代名医叶天士提出"女子以肝为先天"，认为肝的脏腑功能与女性的生理功能密切相关。肝的生理功能正常，才能有女性的正常生殖功能。元代名医朱震亨说："主闭藏者肾也，司疏泄者肝也"，可见肝对于脏腑气机的调控，以及肾生殖功能的发挥都有重要作用。

一、肝的生理功能对于女性经、带、胎、产有重要作用

（一）肝主疏泄，调节气机和脏腑功能

中医认为，肝"喜条达，恶抑郁"，怎么理解？肝疏畅气机的功能就像田野上的一棵树一样，枝条舒展才能生机勃发；如果树长在墙角，枝条生长受限，这棵树的生长就不健康。

肝有疏通、畅达全身气血、津液的作用。肝气升发、向上的性质可以调节全身气机的运行，协助各脏腑生命活动。如果肝气疏泄失常，郁滞于内部，那么肾精的封藏作用会失常，女性会出现带下量多；肝气郁结还会导致脾失健运，湿浊下注，也会出现带下增多。

(二)肝藏血,贮藏和调控全身血液

叶天士在《临证指南医案》中论述"肝体阴而用阳",肝为藏血之脏,以血为体,肝中的阴血濡养肝脏,防止肝的阳气过旺、疏泄太过。肝藏血,肝中的阴血是女性经血的来源,是女性月经来潮的重要物质保障;"肝肾同源",肝中的阴血可以转化为肾中精气,精血互生,从而补充生殖功能。肝血还是白带的物质基础,如果肝中阴血不足,生理性白带减少,阴道内环境失调,会导致盆腔炎、阴道炎等妇科炎症的产生。

(三)肝经"绕阴器、走小腹"

《黄帝内经灵枢·经脉》记载:肝经"环阴器、抵小腹",也就是说肝经走行于阴部,巡行经过女性的生殖器官等部位。所以,肝气郁结不通,会导致肝经运行不畅,产生小腹胀痛、会阴部不适;肝气郁结时间长,可以导致肝火内生,兼夹湿邪流注肝经,会产生妇科炎症的红、肿、热、痛、白带增多、白带色黄有腥臭味等相应症状,甚至会有肝火损伤经络导致出血,患者可以有血性白带。

二、肝功能失调的临床特点

肝功能失调的主要临床表现

分型	主要症状	舌苔、脉搏
肝气郁结	胸胁或小腹胀闷、疼痛,胸闷,精神抑郁或易怒,可有痛经	舌红苔薄,脉弦
肝血不足	眩晕耳鸣,面色无华,指甲不荣,失眠多梦,四肢麻木,经血量少、色淡	舌淡,苔白,脉细
肝经湿热	面红目赤,口干口苦,下腹部热痛,白带量多、色黄、质地黏稠、有腥臭味	舌红苔黄腻,脉弦数

三、调肝养肝的治疗原则和代表方药

对于肝的治疗,在于"疏"和"养","疏"是注重疏肝理气,"养"是滋养阴血以养肝柔肝。

肝气郁结以疏肝理气为治法,常用方剂为逍遥丸、柴胡疏肝散,常用中药有柴胡、黄芩、郁金、香附、川芎、合欢皮、玫瑰花、绿萼梅、木香等。

肝血不足以滋补肝血为治法,常用方剂为四物汤、当归黄芪汤,常用中药有熟地黄、当归、白芍、阿胶、龟甲、五味子等。

肝经湿热以清热利湿为主,常用方剂为龙胆泻肝汤,常用中药有龙胆草、栀子、黄芩、川黄柏、茵陈、泽泻、猪苓、车前子、赤芍等。

下面介绍几款调肝养肝的药膳和茶饮。

(一)野菊花决明子茶

野菊花 10g,决明子 10g,以茶代饮。野菊花和决明子清热疏肝,对于肝经湿热的女性比较合适,但这两味中药比较寒凉,还有滑肠作用,不适合脾虚见大便溏泄女性。

(二)枸杞大枣茶

枸杞子 15g,大枣 15g,以茶代饮。枸杞子滋养肝阴,大枣益气养血,对于肝血不足的女性较为合适。

(三)百合莲子银耳汤

鲜百合 100g,鲜莲子 50g,银耳 15g,银耳泡发后,煮汤服用。

百合、莲子清火除烦,银耳滋阴,对于肝阴血不足兼有虚火上炎的女性比较合适。

(四)玫瑰花茶

玫瑰花 10g,以茶代饮。玫瑰花可疏肝解郁、美容养颜,对于情志不畅、肝气郁滞者较为合适。

四、调节情志是疏肝养肝的重要环节

疏肝养肝还在于调节情志,使心态平和、气血运行正常。忧思虑结伤脾、焦虑抑郁伤肝、喜怒无常伤心、惊恐伤肾,情绪突然波动或长时间的不良情绪会导致气机运行失常。因此,要调节自身情绪波动,保持心情愉悦、乐观。调节情绪不是说要压抑自身、不发脾气,适当的宣泄有利于纾解郁结,但是尽量保持情绪的平稳,才能使肝气疏泄正常、气血运行规律。

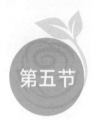

第五节　脾胃功能好，气血旺、湿邪消

　　脾胃，位于中焦，在腹腔内。中医认为，脾胃是"仓廪之本""气血生化之源"，脾主运化，胃主受纳，脾胃相辅相成，共同完成消化饮食的功能，把食物中的营养成分转化为维持人体生命活动所需要的精微物质；如果脾胃功能异常，从食物中吸收的物质不能得到很好的转化，反而成为水湿、痰浊等致病物质。金元四大家之一的李东垣在《脾胃论》中讲："内伤脾胃，百病由生"，认为脾胃虚衰是导致疾病产生的重要原因。

一、脾胃功能健旺影响女性妇科炎症的发病和发展

（一）脾胃是"气血生化之源"

　　《黄帝内经素问·经脉别论》曰："食气入胃，散精于肝……浊气归心，淫精于脉""饮入于胃，游溢精气，上输于脾；脾气散精，上归于肺"，认为脾胃消化吸收饮食，生成水谷精微，并将精微物质上呈于心肺以生成气血。因此，脾胃是气血生化的来源，是脏腑和全身得以营养的保障，被称为"后天之本"。

　　脾胃所生成的精微物质可以滋养肾精，因此有先天滋养后天的说法。女性生殖功能由肾主导，而肾精除了来源于先天精气，还依赖肝血化生以及脾胃化生精气来补充。所以，如果脾胃功能下降，气血化生不足，会导致正气亏损，抗病邪的能力下降。

（二）脾主运化水液

脾可以吸收、传输、敷布津液，调节水液代谢。脾胃位于中焦枢纽，一方面可以将水液传输到心肺，通过呼吸、汗液以排泄；脾可以将水液传输到肾，肾通过气化作用，使水液成为尿液而排出。因此，脾胃对水液的运化有重要作用。如果脾气不健，水液运化失常，会导致水湿停聚；如果内湿下注，会产生白带增多，阴部潮湿、瘙痒等妇科炎症表现。

（三）脾主统血

脾主统血是指脾有统摄血液在血管内运行，防止血液外溢的功能。如果脾气虚弱，统血功能下降，会导致出血的发生，对于女性妇科炎症来说，可以有排卵期出血或者白带夹血。

（四）脾主升清，喜燥恶湿

脾以升为健、胃以降为和，脾胃升清降浊，才有清气上升、浊气下降。《临证指南医案》曰："湿喜归脾者，以其同气相感故也"。脾为太阴湿土，与"湿"相互感应，脾虚升清降浊失调，易生内湿，而湿邪又容易困脾，如此形成恶性循环。如果脾虚湿盛，会导致各类妇科炎症中的常见症状"白带增多"，而且炎症容易迁延不愈。

二、脾胃功能失调的临床表现特点

脾胃功能不足主要有脾气虚、脾阳虚、脾不统血、中气下陷，共同特点为腹胀、饮食减少、便溏、肢倦、懒言、面色萎黄。下表是各类脾胃功能失调临床表现的异同比较。

脾虚致病的分型及主要症状

分型	相同症状	主要症状	舌苔、脉搏
脾气虚	腹胀、纳呆、便溏、肢倦、懒言、面色萎黄	浮肿、消瘦、白带量多、色白或淡黄、质地稀薄	舌淡苔白，脉缓弱
脾阳虚		腹痛喜暖、肢冷、尿少或浮肿或肢体困重、白带量多、质地稀薄	舌淡胖苔白滑，脉沉迟
脾不统血		便血、尿血或月经过多、崩漏	舌淡苔白、脉细弱
中气下陷		脘腹坠胀或便意频数，肛门坠胀或子宫脱垂	舌淡苔白，脉弱

如果脾胃虚弱兼有湿邪困阻，可以产生寒湿困脾证和湿热蕴脾证，具体症状见下表。

脾虚兼有湿邪的主要症状

分型	主要症状	舌苔、脉搏
寒湿困脾	腹部胀闷、食少便溏、泛恶欲呕、面目发黄、颜色晦暗、小便短少，肢体浮肿，白带量多、色白或淡黄、质地黏稠	舌淡苔白腻，脉濡缓
湿热蕴脾	腹部痞闷、纳呆呕恶，便溏尿黄，肢体困重或者面目发黄，色泽鲜明，皮肤发痒或者身热起伏、汗出热不解；白带量多、色黄或黄白、质地黏腻有臭气，或者白带如豆腐渣，阴部瘙痒，小腹作痛	舌红苔黄腻、脉濡数

三、脾胃功能失调的治疗方法和常用药物

脾胃不足应当健脾益气,脾气亏虚应当补益脾气,常用方剂为四君子汤;脾阳不足应当温补脾阳,常用方剂为温脾饮、理中丸;中气下陷应当升提中气,常用方剂为补中益气汤;脾不统血应当健脾摄血,常用方剂为黄土汤、归脾汤;脾虚湿盛应当健脾祛湿,常用方剂为参苓白术散、完带汤;寒湿困脾应当温脾化湿,常用方剂为实脾饮、苓桂术甘汤;湿热蕴脾应当清热利湿,常用方剂为茵陈蒿汤。具体常用药物如下。

补益脾气的常用药:黄芪、党参、白术、山药、白扁豆、茯苓。

化湿理气的常用药:薏苡仁、陈皮、冬瓜仁、猪苓、泽泻。

芳香燥脾的常用药:草果、砂仁、白豆蔻、藿香、佩兰。

温补脾阳的常用药:干姜、高良姜、丁香、小茴香。

健脾开胃的常用药:山楂、炒谷芽、炒麦芽、神曲。

清利湿热的常用药:茵陈、川黄柏、栀子、黄连、黄芩。

升提脾阳的常用药:柴胡、升麻。

另外,甜食、冷饮、油腻的食物容易损伤脾阳,导致脾胃运化失常,不宜多吃。

下面介绍几个健脾的药膳和茶饮。

(一)排骨冬瓜汤

排骨 200g,冬瓜 300g,熬汤服用。排骨平补气血,冬瓜利湿,

对于脾虚有湿的女性较为合适。

(二)薏苡仁山药粥

薏苡仁 30g,鲜铁棍山药 50g,粳米 50g,煮粥食用。薏苡仁健脾化湿,山药补气,粳米滋补气阴,适合脾虚湿盛的女性。

(三)陈皮茶

新会陈皮 10g,煎茶代饮。陈皮理气健脾,通畅中焦气机,对于中焦气滞、消化不良的女性较为合适。

(四)藿香佩兰茶

藿香 6g,佩兰 3g,泡茶代饮。藿香、佩兰芳香化湿,对于夏季食欲不振、头晕、乏力者较为合适。

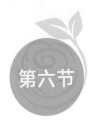

第六节　肾虚当如何补肾二三事

　　"肾"对人体生命和功能很重要,这是民间的共识。在中医学理论中,肾是五脏之根,肾中精气是人体的精元;肾中阴阳是人体的元阴、元阳。《说文解字》记载:"元,始也……元者,气之始也",由此可见,肾是人体生命的根源,肾中的精气、阴阳是人体全身精气和阴阳的根本,这就是中医学所说的"肾为先天之本"。

一、肾是女性生殖的重要脏腑

(一)肾藏精

　　肾具有封藏精气的作用。精是构成人体和维持人体生命活动的最基本物质。肾中所藏精气能促进人体的生长发育和生殖,《黄帝内经素问·上古天真论》曰:"女子七岁,肾气盛,齿更发长;二七而天癸至,任脉通,太冲脉盛,月事以时下,故有子;三七,肾气平均,故真牙生而长极;四七,筋骨坚,发长极,身体盛壮;五七,阳明脉衰,面始焦,发始堕;六七,三阳脉衰于上,面皆焦,发始白;七七,任脉虚,太冲脉衰少,天癸竭,地道不通,故形坏而无子也。"这就是女性肾精从未盛到充盛再到衰竭的生理过程,由此

可知肾精主导人的生殖功能,肾精充沛化生天癸,充盛冲、任脉,才能有女性的经、带、胎、产。

(二)肾为五脏阴阳之本

肾精化为肾气,肾气分为肾阴与肾阳。肾阳是一身阳气之本,温煦五脏六腑,推动并激发脏腑功能;肾阴为一身阴气的根源,滋润濡养脏腑和全身组织,调节精、血、津、液的化生。肾阳不足导致脾阳化生亏虚,脾阳虚弱会产生内湿停聚,导致阴道炎、盆腔炎等妇科炎症。肾阴亏虚使心阴生成减少,心阴不足就会有心火亢盛,容易导致“红、肿、热、痛”甚至疮疡,产生急性盆腔炎、前庭大腺炎等妇科炎症。

(三)肾主水

肾有调节全身水液代谢的作用,一方面肾气调节全身脏腑的气化,促进肺、脾等脏腑输布和代谢水液;另一方面肾和膀胱互为表里,主导膀胱的开泄,肾和膀胱的气化作用共同帮助水液代谢。如果肾气不足、代谢水液能力下降,会导致水湿停滞,产生肾虚型带下增多。

(四)肾“开窍于前后二阴”

肾开窍于前后二阴,与女性外阴关系密切。肾气充足可以产生津液濡润外阴,使阴道内、外环境健康,构成抵御妇科炎症性疾病的第一道防线。肾气不足,正气虚弱,抵御外邪的能力下降,容易导致阴道炎、宫颈炎等妇科炎症的产生。

二、肾虚的临床特点

肾虚的主要临床表现

分型	主要症状	舌苔、脉搏
肾气不固	面白神疲,腰膝酸软,耳鸣,小便频数且清,女性白带清稀、量多	舌淡苔薄白,沉迟
肾阳虚	面色㿠白,腰膝酸软,畏寒肢冷,夜尿频多,五更泄泻,甚至下肢浮肿	舌淡胖苔白,脉沉弱
肾阴虚	腰膝酸软,眩晕耳鸣,失眠多梦,潮热盗汗,咽干颧红,女性经少或闭经	舌红少津,脉细数

三、肾虚的治疗原则和常用中药

1. 肾阴虚的治疗原则是滋补肾阴,常用方剂为左归丸、左归饮、六味地黄丸、大补阴丸等;常用中药有枸杞子、桑椹、女贞子、生地黄、熟地黄、沙参、墨旱莲等。

2. 肾阳虚的治疗原则是温肾壮阳,常用方剂为右归丸、右归饮、金匮肾气丸等;常用中药有菟丝子、肉苁蓉、巴戟天、杜仲、狗脊、补骨脂、益智仁、肉桂等。

3. 肾气不足的治疗原则是固肾培元,常用方剂为肾气丸,常用中药有黄芪、黄精、党参、蛤蚧、灵芝、冬虫夏草等。

4. 肾虚还需要用一些动物类中药来大补肾精,如鹿角片、龟甲、鳖甲、紫河车、阿胶等,这些药物补益的功效较强。

下面介绍几个补肾的食疗方。

◎**韭菜炒鸡蛋**:韭菜 200g,鸡蛋 2 枚,炒后食用。韭菜温阳,

鸡蛋滋补元阴,这道菜阴阳俱补,适合肾虚(尤其肾阳不足)的患者。

◎**当归生姜羊肉汤**:当归15g,生姜15g,羊肉300克,黄酒适量。炖汤服用,生姜和羊肉温阳壮阳,当归活血养血,适合肾阳不足的患者。

◎**黑红枸杞茶**:黑枸杞10g,红枸杞10g。枸杞子滋补肾阴,其中黑枸杞疗效更加,适合肾阴不足的患者。

◎**党参黄芪腰花汤**:党参20g,黄芪20g,猪腰花200g,加入黄酒,炖汤服用。猪腰以形补形,党参、黄芪补气血,尤其适合肾虚的患者。

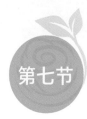

第七节 膏方养生又治病，冬夏时节服用好

膏方，是一种以膏滋药为剂型的复方中药，不同于中医药常用的汤剂、丸药、散剂。膏方质地稠厚、药味众多、疗效全面，对于慢病、久病、虚病、杂病以及预防调护、养生保健，皆有很好的功效。

膏方药物组成较多，通常由 30 ～ 50 味中药组成，以补益气血、滋养脏腑、平衡阴阳为主，并兼顾理气活血、祛除实邪。膏方因为药味较多，所以能针对人体各个方面进行调治，虚则补之，实则泄之，在补益正气的同时，祛除体内的邪气。

一、历史悠久，功效较佳

膏方历史悠久，古时称为膏滋，在《黄帝内经》中就有相关记载，到东汉，医圣张仲景在《金匮要略》中记载猪膏发煎。猪膏发煎以"猪膏半斤，乱发如鸡子大、三枚。上二味，和膏中煎之，发消药成，分再服，病从小便出"，可以治疗黄疸、腹胀、大便困难。《外台秘要》"煎方六首"以膏剂形式制药，如苏子煎，就是用苏子、生姜、地黄、杏仁煎汤或捣汁，然后过滤 6 ～ 7 次，以药汁加入白蜜之中，熬成膏状，治疗咳嗽喘息。明代张景岳《景岳全书》中有"两仪膏"，以人参和熟地黄煎汤之后熬成膏剂，主治头晕目眩、心悸、失眠等虚损症状。清代医家叶天士在《临证指南医案》中，有多个膏方验案，并且以补益虚损为主。到近现代，沪上名医

程门雪、丁甘仁、王旭高等,常用膏方治疗虚损性疾病,并且取得很好疗效。

膏方从以祛邪为主,发展为以补益为主;治疗的疾病范围不断扩大,用药的药味也从原先的几味药发展成为几十味;从单一的功效发展为多管齐下、面面俱到。受众范围也在不断扩大,并逐渐流行。

二、补益为主,兼以祛邪

膏方的组方之中有中医"君、臣、佐、使"的用药思路,其中君药是最重要的药,是治疗疾病的关键。膏方中的君药一般都是补益类的,其中妇科常用药如下。

补气药:党参、太子参、生晒参、黄芪、白术、山药、茯苓。

补血药:当归、熟地黄、龙眼肉、大枣。

补阴药:石斛、天冬、麦冬、玉竹、女贞子、墨旱莲、枸杞子、白芍、桑椹。

补阳药:杜仲、狗脊、桑寄生、巴戟天、淫羊藿、菟丝子、补骨脂、核桃肉。

膏方的臣药一般是辅助和治疗药物,通常根据患者的病情特点以及症状,选择有针对性的药物进行调理,以达到祛邪气、治疾病的目的。其中妇科常用药如下。

活血化瘀药:鸡血藤、红藤、丹参、桃仁、红花。

理气开郁药:柴胡、川芎、香附、郁金、佛手、木香、绿萼梅、玫

瑰花。

化湿行气药：陈皮、猪苓、泽泻、通草、薏苡仁、砂仁、白豆蔻。

温里散寒药：吴茱萸、肉桂、小茴香、丁香、干姜、高良姜。

安神定志药：龙骨、龙齿、牡蛎、珍珠母、磁石。

清热除烦药：知母、川黄柏、黄芩、生地黄、天花粉、淡竹叶。

妇科圣药：益母草、泽兰等。

膏方的佐药一般选择顾护调理脾胃的药物，以防止膏方过于滋腻，影响消化。常用药物如青皮、陈皮、木香、枳壳、枳实、香橼、砂仁、鸡内金、炒谷芽、炒麦芽。

膏方分荤素两种：荤膏，通常是用中药中的血肉有情之品（如龟甲胶、鳖甲胶、阿胶、鹿角胶等）收膏；素膏一般是用蜂蜜、冰糖、白糖、饴糖等收膏。

三、冬服夏用，食用方便

一般认为冬令进补，是服食膏方的最佳时节，所谓冬藏精气于内，则春有万物升发。冬天精气旺盛、储存并闭藏，才能有春天脏腑气机的升发。精气足则百病难生。夏季也可以服用膏方。《黄帝内经》曰："春夏养阳，秋冬养阴"，夏季阳气生长到极点，以膏方来调养，可以帮助阳生阴长、平衡阴阳。

膏方质地比较稠厚，每次取一至两勺，以温水融开服用，连续服用 2 个月左右。膏方药力和缓，可长时间服用，功效维持时间较久，对于慢性虚损性疾病，可以缓慢治之。膏方既能治病祛邪，

又能补虚扶正,同时可以调理气血、阴阳,祛邪而不伤正,一个膏方可以治疗多种疾病。

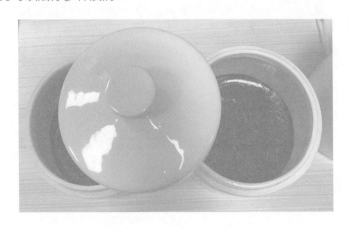

四、慢性妇科炎症服用膏方疗效佳

妇科炎症反复发作的患者除了感受外部邪气而发病,最根本的原因是留恋体内的邪气没有根除,但是脏腑功能虚弱,也就是所谓的"正虚邪伏",所以在治疗上需要祛邪并且扶正。因此,具有补益气血、调和肝脾、益肾填精、行气活血、化瘀生新、祛湿化痰等多种功效的膏方,就非常适用于妇科炎症反复发作的患者。

比如慢性盆腔炎、输卵管炎性不孕、老年性阴道炎、复发性念珠菌性外阴阴道炎、持续 HPV 感染等疾病的患者,都有病程较长、病情容易反复的特点。这些患者因为病情缠绵难愈,多有正气亏虚、邪气留滞。可以在专业中医师的指导下,辨证制订适合自己的膏方,以调补正气,祛除邪气。

五、服用注意事项

　　膏方的辅料里一般有各种糖类,糖尿病患者可以改为木糖醇。服用膏方时,最好不要吃油腻和辛辣刺激的食物,感冒、急性感染、月经期要停服膏方。膏方需储存在冰箱中,如果有霉变,请勿服用。

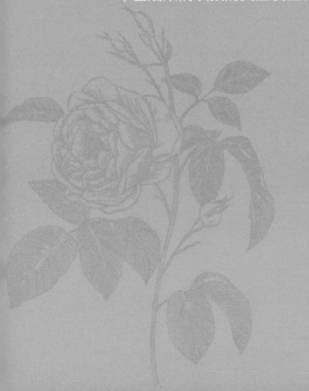

第八章

养生保健，防御外邪

——中医治未病以预防炎症发生和复发

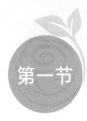

第一节 人与天地相应,四时养生疗效好

中医学有人与天地相应的"天人相应"观点,也就是说人体与自然环境有相应或相似的变化。《黄帝内经灵枢》曰:"此人与天地相应者也",认为人的生理和自然是相互感应的,并且能随着自然的变化产生相应的改变。因此,在预防疾病及养生保健时,应当注意自然环境(如四时节气、地理环境甚至是反常气候等)对人体的影响,并根据相应的环境来改变养生调护、治疗疾病的方式方法。妇科炎症的预防和调护,也需要根据环境、气候的不同,选择适合的方法,这样才能有较好的疗效。

一、天人相应、四时养生的概念和运用

所谓"天人合一""三因制宜",《黄帝内经灵枢·刺节真邪》里解释说:"与天地相应,与四时相副,人参天地",也就是说人的生命活动是和季节气候相顺应的,所以,在妇科炎症的预防保健中,我们需要重视根据不同的季节、气候以及地理位置进行适合的调护。

因时因地:梅雨季节或地处气候潮湿的地区,需要谨防阴道炎、输卵管积水、慢性盆腔炎等以湿邪为主要致病因素的妇科炎症的发生。

比如每逢梅雨季、夏季,门诊阴道炎患者就会增加,阴道炎属于中医学带下病,和湿邪紧密相关。江南梅雨季节或者潮湿多雨

的地区,湿度较大、外湿之邪较重,容易滋生细菌、霉菌,引发妇科炎症。阴道炎患者很多本身就是脾虚湿盛的体质,这种情况下,体内的湿邪和外部的湿邪相互感应,一旦劳累或者体虚就容易发病。因此,有阴道炎病史、阴道炎反复发作的患者,在潮湿的气候一定要注意预防阴道炎,需要注意内衣物干爽,并且注意阴部卫生,勤洗、勤更换内裤,多食用薏苡仁、山药等健脾利湿的食物,除内湿、防外湿,减少阴道炎的发病。饮食方面可以适当吃一些辛辣的食物,可以在食物中放入辣椒、胡椒、草果等香料,有助于祛湿,因为香料气味芳香,可以醒脾燥湿、促进水液代谢。

季节交替、气温变化迅速、温度突然降低,也容易导致妇科炎症的发生,需要注意预防气候骤变、寒温不调。慢性盆腔炎是临床常见的容易反复发作的妇科疾病,有盆腔炎病史的患者遇到劳累、压力大、气温骤降、寒冷变化等情况容易发病。中医认为,盆腔炎反复发作是因为正虚邪伏,邪气是寒、湿、痰、瘀等致病因素,正虚是指正气不足,也就是劳累或压力大或本身体质差导致的身体虚弱,容易感染外邪。盆腔炎反复发作的患者,一旦劳累或者气温变化,就容易引动伏邪,出现下腹或者腰部疼痛发作,因此,气候变化需要引起重视。

二、不同季节的养生注意点

顺应气候还意味着在不同的季节有不同的保养方法。

五行与脏腑、节气的对应关系

五行	五时	五脏	五味	五气	在体	主	开窍	其华
木	春	肝	酸	风	筋	疏泄	目	爪
火	夏	心	苦	火	脉	血脉	舌	面
土	长夏	脾	甘	湿	肉	四肢	口	唇

五行	五时	五脏	五味	五气	在体	主	开窍	其华
金	秋	肺	辛	燥	皮	皮毛	鼻	毛
水	冬	肾	咸	寒	骨	藏精	耳	发

（一）春季养生要升发肝气

春天是万物生长的时节,也是中医所说肝气升发的时令。《黄帝内经素问·四气调神大论》曰:"春三月,此谓发陈,天地俱生,万物以荣……"春季是和肝气相应的。

女子以肝为先天,女性的生理和肝有密切的关系;肝经环绕阴部,因此,女性的输卵管积水、盆腔炎、阴道炎等炎症性疾病,从中医学的角度考虑往往与肝的异常相关。

临床上可以看到很多妇科炎症患者会有情绪抑郁、烦躁焦虑等情绪异常,这是肝气不畅、郁结于内造成的。现代医学认为,慢性、反复发作的妇科炎症性疾病是心身一体的疾病,不仅要治身,也要治心,如果情绪紧张、焦虑或者抑郁不安,会导致疾病反复发作,因此需要帮助患者调畅心情。

春天是肝气升发的时候,告别了冬天,人会有积极向上、充满活力之感。这时候应该顺应春天的属性,让情绪自然抒发,肝气自然向上。因此,春天的时候,应该多外出踏青,保持心情愉悦。

（二）夏季养生要除湿邪、健心脾

中医认为,"心与夏气相通应"。夏季是阳气最盛的季节,气候特点是燥热,人易感到困倦烦躁和闷热不安,因此,从养生角度

来说,夏季养生重在精神调摄,要使自己的思想平静下来,神清气静,做到神清气和,切忌暴怒,以防心火内生。

夏季还有一个特殊的时间段,是"长夏",指夏季的最后一个月,就是农历六月。长夏的季节特点是湿热俱重。王冰说:"土生于火,长在夏中,既长而旺,故云长夏也",《黄帝内经素问·脏气法时论》曰:"脾主长夏"。所以,长夏除了要养心、养阳气外,还要养脾气、祛湿气。

在罹患妇科炎症女性的日常生活中,考虑夏季与心、脾相对应,因此,夏季需要注意心、脾的养护。比如夏天气温较高,容易损伤阴液并且耗伤气机,心阴容易被暑热耗伤,在预防保健当中要注意补心阴,可以服用藕粉、莲子茶、淡竹叶茶等来宁心滋阴;再比如长夏季节湿气较重,湿与太阴脾土同气相求,湿邪容易损伤脾气,湿为阴邪,尤其易伤阳气,因此脾阳容易损伤,夏季应当注意健脾益气,防止脾气受损,可以多吃山药、白扁豆、薏苡仁等化湿的食品。

(三)秋冬季节要注意固肾培元

自然界的规律是"秋收冬藏"。秋季阳气渐收,阴气生长,故保养体内阴气成为首要任务,因此,秋季养生贵在养阴防燥。而冬天是收藏、蛰伏的季节,这个季节尤其适合补益,特别是肝、肾这些与妇科密切相关的脏腑,在冬季进行补养非常适合。另外,冬季气候寒冷,寒气凝滞收引,易导致人体气机、血运不畅,因此,在滋阴的同时要注意温阳,要阴阳双调。

冬季养生除了日常生活中要保养精气,减少精气的耗散,也可以通过服用膏滋来补益。膏方不仅可以补虚扶正,还可以祛邪,有祛邪、扶正、调和脏腑、平衡阴阳的作用,对于反复发作的妇科慢性炎症性疾病的调和保养很适合。因此,罹患慢性盆腔炎等疾

病的患者,可以在冬季尝试用膏方进行调养。

综上所述,中医养生保健需要三因制宜、天人合一,根据自己的体质以及所处的气候季节、地理位置,进行适当的保养。同时要注意"用热远热,用寒远寒",在炎热夏季应该尽量少用壮阳药物,以防火热炽盛、耗气伤津;在秋、冬季节要尽量少用清热药物,以防阴寒内生、恋邪伤正。

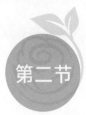

第二节 药食同源——巧用药膳助抗炎

《黄帝内经》曰："凡欲诊病者,必问饮食居处""药以祛之,食以随之""五谷为养""天食人以五气,地食人以五味",认为饮食对于人体有重要意义,人依靠饮食供应营养物质,治疗疾病除了用药来祛邪,还要以食物来调护胃气,帮助药物发挥作用。

药膳是在中医学理论指导下,将"药""食"两用的食物进行配伍、烹煮,"寓医于食",常服药膳可预防疾病、祛病治疾,对于体质虚损或有慢性疾病的人群来说尤其适宜。

妇科炎症性疾病的发生发展以正气虚、邪气盛为机制,药膳可以通过其中的食物来补充气血、滋养脏腑,也可以通过其中的药物借助食物的力量来帮助祛邪。妇科炎症的发生与心、肝、脾、肾等脏腑功能失调及湿邪、火(热)邪、寒邪等邪气的侵袭相关,我们可以通过药膳,因时、因地、因人制宜,适当运用,来帮助调理脏腑、滋养气血、祛除邪气、抗击炎症。

一、药膳的理论溯源和配制原则

中医学阴阳、五行、脏腑、药性归经、中药配伍等理论是药膳的组成依据。

《黄帝内经灵枢·营卫生会》曰："人受气于谷,谷入于胃,以传与肺,五脏六腑,皆以受气",《周礼》认为"以五味、五谷、五药

养其病"，都是说明食物在防病治病中的重要作用。《周礼》曰："以酸养骨，以辛养筋，以咸养脉，以苦养气，以甘养肉，以滑养窍""是故谨和五味，骨正筋柔，气血以流，腠理以密"，养生保健需要根据食物的性味与五行、脏腑的关系，合理食用。

《黄帝内经》认为食物与药物同样具有寒、热、温、凉四气及酸、苦、甘、辛、咸五味的区别和分类。"夫五味入胃，各归所喜，故酸先入肝，苦先入心，甘先入脾，辛先入肺，咸先入肾""辛甘发散为阳，酸苦涌泄为阴，咸味涌泄为阴，淡味渗泄为阳"，所以药食的选用，需要根据脏腑对应的五味来选择，五味与五脏相应，选择与脏腑性味相合的食物，有利于将药食引经入脏腑，也就是"五味入于口也，各有所走，各有所病"，以性味相投的药食为引，增强功效。

医圣张仲景创猪肤汤、当归生姜羊肉汤、百合鸡子黄汤等方剂补虚疗疾。药王孙思邈在《备急千金要方》中设有"食治"篇，认为"食能排邪而安脏腑，悦神爽志，以资气血""夫为医者当须先洞晓病源，知其所犯，以食治之；食疗不愈，然后命药"，非常重视食物补益脏腑、祛除邪气的作用，甚至认为对于疾病的治疗，应当先从食疗着手。《太平圣惠方》中记载多种治疗疾病的药食，其中多属于粥、羹、饼、茶等。

猪肤汤：由猪肤、白蜜、米粉组成，达到清肺热、健脾胃、止泄泻、除烦躁的目的。

当归生姜羊肉汤：由当归、生姜、羊肉组成，具有温中补虚、祛寒止痛的功效。可治疗产后虚劳不足、腹中疗痛、腹中寒疝疼痛等。

百合鸡子黄汤：由百合7枚、鸡子黄1枚组成，能清滋心肺，益阴养血。治疗百合病心肺虚热证。

二、药食两用的中草药和食物

药食两用的中药较多,一般按照性味、归经、功效、主治来分类,常用的有补气类、养血类、滋阴类、补阳类、清热类、祛湿类、温中类、消食类、解表类、理气类、安神类。一般来说药膳是以补益为主,兼以祛邪,而且药膳的药性平和、药味较少,可以平补阴阳,缓慢补虚祛邪,不伤及正气。

1. 补气类 此类中药可补气扶正,常用如黄芪、海参、党参、太子参、茯苓、山药、黄精、灵芝、冬虫夏草等,作为药膳以煲汤服用为主。

2. 养血类 此类中药养血补血,常用如当归、龙眼肉、熟地黄、白芍、阿胶等。

3. 滋阴类 此类中药滋补阴液,常用如西洋参、石斛、沙参、玉竹、麦冬、天冬、枸杞子、桑椹、女贞子、龟、鳖、鸡子黄等。

4. 补阳类 此类中药补肾阳为主,常用如鹿茸、肉苁蓉、菟丝子、杜仲、益智仁、锁阳、韭菜、核桃肉等。

5. 清热类 此类中药可清热,药性偏于寒凉,味偏苦,常用如金银花、野菊花、紫花地丁、决明子、知母、连翘、马齿苋、绿豆等。

6. 祛湿类 此类中药可以化湿,常用如苍术、白术、白豆蔻、藿香、佩兰、茯苓、猪苓、白扁豆、薏苡仁、冬瓜仁、赤小豆等。

7. 温中类 此类中药可以温中散寒,常用如吴茱萸、肉桂、干姜、花椒、丁香、高良姜、小茴香、胡椒等。

8. 消食类 此类中药可以健脾消食,常用如炒麦芽、炒谷芽、山楂、六神曲、鸡内金、莱菔子、糠萝卜等。

9. 理气类 此类中药可以理气,常用如青皮、陈皮、柴胡、玫瑰花、绿萼梅、香橼、佛手、木香、香附、刀豆、柿蒂、枳壳、枳实等。

10. 解表类 此类中药可以解表,常用如紫苏、葱白、生姜、香薷、白芷、芫荽、薄荷、桑叶、蝉蜕、淡豆豉等。

11. 安神类 此类中药可以安神,常用如合欢皮、酸枣仁、柏子仁、远志等。

三、适合女性食用的药膳

人参、黄芪、白术、大枣、黄精、枸杞子、山药、薏苡仁、白扁豆、茯苓、沙参、石斛、当归、生地黄、熟地黄、白芍、核桃肉、莲子、龙眼肉、百合等是常用的适合女性滋补的药食。具体应当因人、因地、因时来选用。

因人是指根据食补者的个体情况,虚则补之,实则泻之。以正气不足为主要表现的患者应当选择补益类药膳服用,具体针对阴虚、阳虚、气虚、血虚等选用。妇科炎症性疾病的女性,一般以气血不足为主,常见肾虚、脾虚,因此可以适量服用补气养血的药膳。如果有实证,就需要以祛邪为主,按照情况选用有清热、祛湿、解表等功效的药膳;如有火热内盛,就应当选择清热类药膳来服用。急性盆腔炎等炎症患者一般以火(热)邪为主要发病机制,应当服用一些清热解毒的药膳。

脾虚女性可以多吃山药、白扁豆、薏苡仁、芡实、山楂、陈皮;肾虚女性可以多吃山药、黑豆、芝麻、核桃、龙眼肉(桂圆)、大枣、枸杞子、香菇、芡实;阴虚容易上火的女性可以多吃黄瓜、芹菜、荠菜、菊花脑等清热的食物。

因地是指根据地理位置的不同,选择适合的药食,潮湿的地区多选用祛湿的药食,寒凉的地区多用温补的药食。湿气重的患者应多吃祛湿的食物,如芡实、薏苡仁、山药、赤小豆,并且可以适量加一些辛香的调料,如胡椒、辣椒等;寒气重的患者应多吃温阳的食物,如韭菜、鸡蛋、牛、羊肉,并且可以多加生姜、葱、蒜。

　　因时是指"用寒远寒,用热远热",秋、冬季节尽量避免运用清热类药食,以免伤及阳气;春、夏季节少用温热药食,防止损伤阴液。夏天可以适当吃莲子、莲藕、菱角、荸荠、苦瓜、黄瓜以清心降火;冬天可以多吃羊肉、牛肉、栗子、鸡蛋、牛奶以温阳益气。

　　下面介绍几个女性常用的药膳。

　　◎**赤小豆连翘鲤鱼汤**:赤小豆 30g,连翘 10g,鲤鱼 1 条,炖汤服用,可以清热化湿,适合体内有湿热的女性。

　　◎**当归白芍老母鸡汤**:当归 5g,白芍 15g,老母鸡 1 只,炖汤服用,可以补益气血,适合气血亏虚的女性。

　　◎**柏仁酸枣粥**:柏子仁 10g,酸枣仁 15g,粳米 50g,熬粥服用,可以安神助眠,适合睡眠不佳的女性。

　　◎**甘麦大枣汤**:炙甘草 10g,大枣 10g,小麦 50g,炖煮服用,适合更年期女性情绪不良者。

　　◎**八宝粥**:核桃、大枣、花生、黑芝麻、红豆、龙眼肉、莲子、松子等适量,与粳米熬粥,补益气血,适合气血不足的女性。

　　◎**百合莲子银耳汤**:百合 15g,莲子 10g,银耳 20g,炖煮服用,能清心宁神,适合虚烦的女性。

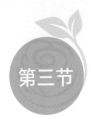

第三节 药茶花茶疗效佳，常服茶饮能保健

茶是中国传统文化的一部分，茶的发展与传承源远流长，传说"神农尝百草，日遇七十二毒，得茶而解之"，可见茶具有解毒的药用功效。陈藏器《本草拾遗》中说："茶为万病之药"，认为茶可以治疗各种疾病。

茶叶中富含茶多酚、儿茶酚、维生素等营养物质，现代药理学研究表明，绿茶和红茶有抗衰老、抗炎、抗肿瘤等作用，对人体健康十分有益。中医学的药茶和花茶，既有药物与茶叶同用的，如川芎茶调散，也有以花类、叶片类或根茎类中药泡服的药饮。女性预防妇科炎症，可以通过服用药茶和花茶补益正气，祛除邪气。药茶用量轻灵、服用方便，对于慢性病的调治和炎症性疾病的预防有较好作用。

一、药茶和花茶的溯源与配制原则

中国 2000 年前即有饮茶养生的习惯，《神农本草经》记载："茶，味苦，饮之使人益思、少卧、轻身、明目"；到唐代《本草拾遗》中记载："茶久食令人瘦，去人脂"；名医陶弘景认为"苦茶，轻身换骨"；宋代《太平惠民和剂局方》中记载"川芎茶调散"，此方中茶叶为引经药，以其药性轻灵，引药物上达头部治疗头痛病；明代《普济方》中专设"药茶"篇，介绍多种药茶。

花茶从宋代开始出现并流行，《茶谱》记载："木樨、茉莉、玫

瑰、蔷薇、兰蕙、桔花、栀子、木香、梅花皆可作茶。诸花开时,摘其半含半放,蕊之香气全者。量其茶叶多少,摘花为茶。花多则太香,而脱茶韵,花少则不香,而不尽美。"李时珍《本草纲目》记载:"茉莉可薰茶",花茶至明清在民间广为接受,其中以茉莉花、玫瑰花、桂花等花茶最为出众,这些花茶气味芬芳、开窍醒脑、健脾开胃,服用后神清气爽。

由此可知,药茶和花茶有明目、益气、理气、化湿等多种功效,药茶既可以补益,又能祛邪,对于养生保健大有裨益。

二、药茶和花茶的分类及功效

花茶主要以绿茶、红茶或者乌龙茶作为茶坯,配以香味浓厚的花类作为原料,进行炮制,花茶香味浓郁,茶色清亮,气味芳香并具有养生功效,常用的有茉莉花茶、玉兰花茶、桂花茶。药茶可以是在茶叶中添加药物共同冲泡、煎煮,也可以是药用植物泡、煮而成。药茶按照药物的性质和功效进行分类,常用的有补益气血类、清热解毒类、健脾益气类、暖胃温中类、祛湿化痰类、安神助眠类、滋阴养血类,作用繁多,分类较广。

女性养生保健、预防妇科炎症需要补益正气、提高抗病能力,并且疏肝理气,防止气机郁滞。女性容易气血虚弱,又应当补益气血,部分女性内火重,可以清热降火,因此,女性的适用茶饮如下。

补气血:大枣、龙眼肉(桂圆)、枸杞子、桑椹、黄芪、人参、黄精。

滋阴:西洋参、玉竹、石斛、沙参、麦冬。

清热：莲子心、竹叶、金银花、蒲公英、杭菊花、决明子、苦丁茶。

健脾：陈皮、白术、淮山药、炒谷芽、炒麦芽、香橼、佛手。

化湿：藿香、佩兰、苍术、玉米须。

安神助眠：合欢皮、酸枣仁、柏子仁。

疏肝理气、养颜美容：玫瑰花、绿萼梅、合欢花、茉莉花。

三、注意事项

1. 陆羽《茶经》中说："其水，用山水上、江水中，井水下。"用水对于泡茶或煎煮茶饮、发挥药效有一定的影响，最好选用杂质较少的泉水，自来水最好经过过滤之后使用。

2. 用具最好选用玻璃杯和陶瓷杯，尽量不要用保温杯泡枸杞子。

3. 特殊茶饮在服用时有时间要求，比如安神类茶饮宜在睡前服用。

4. 药茶饮用不宜过冷或过烫，以防损伤消化道，也不宜服用隔夜茶，最好不要空腹时大量饮茶，以防影响消化功能。

5. 根、茎、种子等类药物入茶，要先行泡 30 分钟、煮 30 分钟，再泡茶饮。

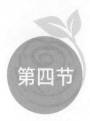

第四节　八段锦、易筋经，强身健体抗妇科炎症

早在春秋战国时期，就已经有了养生导引图流传；到了东汉末年，名医华佗创立了"五禽戏"，广为流传。因此，中医养生功法传承了2000余年，并不断发展，为人民群众的健康作出了巨大贡献。养生功法包括易筋经、八段锦、五禽戏、太极拳等，因为动作简单、练习方便、健身强体效果较好而广受欢迎。

一、养生功法对女性保健的意义

妇科炎症性疾病，比如慢性盆腔炎、输卵管炎症、念珠菌性外阴阴道炎，发生的机制在于正气虚而邪气盛。正气健旺可以防御邪气侵袭，并抗击邪气外出；如果正气虚弱，就会导致人体容易感受外邪，或者感邪之后难以祛邪，以至于疾病反复发作，缠绵难愈。扶正一方面需要通过补益的方式，使正气充足；另一方面应该适当运动，帮助气血运行，促进脏腑气机升发、功能正常，从而使正气旺盛。中医养生功法内涵丰富、易于操练，只要练习方法正确，对于调理脏腑、行气活血、强筋活络有良好的作用，而且养生功法动作和缓，尤其适合女性进行锻炼以养生保健。

下面介绍五禽戏、八段锦、易筋经、太极拳4种中医养生功法，这些功法都是通过锻炼疏通人体的经络，强健脏腑功能、通畅周身气机，达到扶助正气、强身健体的功效。

二、养生功法的种类和特点

(一)五禽戏

五禽戏据传由东汉华佗所创立。华佗在《庄子》记载的"二禽戏"("熊经鸟伸")的启发下创编"五禽戏"。

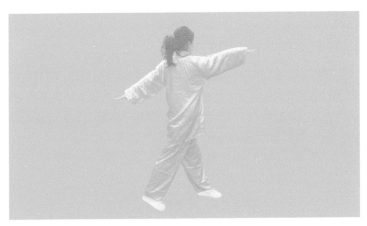

五禽戏

《三国志·方技传》记载:"五禽之戏:一曰虎,二曰鹿,三曰熊,四曰猿,五曰鸟。亦以除疾,并利蹄足,以当导引。体中不快,起作一禽之戏,沾濡汗出,因上著粉,身体轻便,腹中欲食。普施行之,年九十馀,耳目聪明,齿牙完坚"。可见,五禽戏通过模仿老虎、鸟、猿猴、狗熊、小鹿等动物日常活动的情形,来锻炼身体,以期使人像这些动物一样肢体灵活。南北朝陶弘景在《养性延命录》中说:"五禽戏法,任力为之,以汗出为度,有汗以粉涂身,消谷食益,除百病,能存行之者,必得延年",认为以五禽戏作为功法锻炼,可以强身健体、耳聪目明。练五禽戏虽然看上去运动量不大,但是由于疏通了自身的经络、锻炼了不同的肌群,练功之后

身体自然而然会微微汗出,增强食欲和消化功能,可以使正气旺盛,达到益气除病的目的。

(二)八段锦

八段锦在南宋洪迈《夷坚乙志》中即有记载,分为坐、立两式,其中流传最广的是立式八段锦,功法由八个动作组成,后世对八段锦有很多发展。《道枢·众妙篇》对立式八段锦的动作方法和功效有详细记载,认为"仰掌上举以治三焦者也;左肝右肺如射雕焉;东西独托,所以安其脾胃矣;返复而顾,所以理其伤劳矣;大小朝天,所以通其五脏矣;咽津补气,左右挑其手;摆鳝之尾,所以祛心之疾矣;左右手以攀其足,所以治其腰矣"。可见,八段锦可以锻炼全身,舒展四肢,畅通五脏六腑,特别是腰腹下部不适的女性,可以通过八段锦的锻炼减缓相关症状。

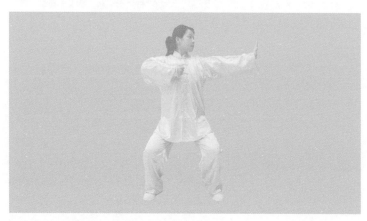

八段锦

(三)易筋经

易筋经,又称达摩易筋经,包含了导引、按摩、吐纳等养生功

法。"易"有"变换"的意思,"筋"指筋骨、筋膜,"经"则是法典,易筋经是通过修炼丹田真气打通全身经络、改变筋骨的功法。

易筋经发展到今天,已经有多种不同目的的练法,主要可以分为内经和外经两种锻炼方法,各有 12 势,通过练身、练气,达到经络畅通、阴阳平衡,使身体有焕然一新的感觉。

内经锻炼一般采取站式,通过呼吸吐纳,排出浊气,吸入清气,引导"气"巡行于全身,以畅通经脉、增强脏腑功能;锻炼时,呼吸以舒适自然为要,在吐纳之间进行良性的冥想,达到天人合一的状态。

外经的锻炼法有 12 势,即韦驮献杵(有 3 势)、摘星换斗、三盘落地、出爪亮翅、倒拽九牛尾、九鬼拔马刀、青龙探爪、卧虎扑食、打躬势、工尾势等,外经锻炼注重身体的锻炼,可以增加筋骨强度、加强肌肉力量、调节平衡能力。

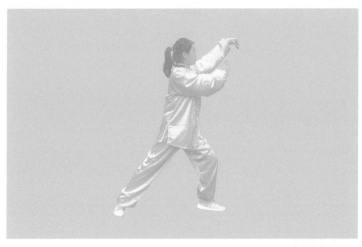

易筋经

(四)太极拳

太极拳以中医学及道家的太极、阴阳、八卦理念为核心,可以养性情、强身体。太极拳的诞生是古代导引术、吐纳术、中医养生术、道家长生术的结合。太极拳的特点是以刚柔相济的动作融合中医学水火相容、阴阳平衡的思想,内外兼修,练气练形。

太极拳包括"掤、捋、挤、按、采、挒、肘、靠、进、退、顾、盼、定"等基本姿势。练养生太极拳时,配合这些动作,还需要内部以气循经络运动,从而疏通经络、调畅气血、平衡阴阳,使正气旺盛,增强抗病及康复能力。练习时要正腰、收颏、直背、垂肩,并做到身心统一,以达到内、外精神旺盛。坚持练习太极拳,可以使外部形体健美,同时内部精神空灵,身、心、意三者和谐。

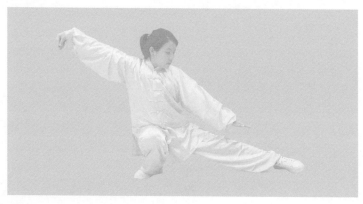

太极拳

三、中医养生功法练习的注意事项

1. 中医养生功法练习需要根据自身情况合理安排,以锻炼之后微微出汗并且神清气爽、身体舒畅为宜。

2. 太极拳、五禽戏等有较多与腰、膝关节相关的动作,如果有腰椎间盘突出症、膝关节损伤等疾病,应当谨慎练习。运动姿势要尽量正确,姿势不当会造成承重大关节的伤害。

3. 功法的练习,最好在比较开阔的室外,公园、绿化带等环境较好的地方比较适宜。在良好的环境里,呼吸新鲜空气,感受阳光的温暖,舒展肢体,调节呼吸,达到内外和谐、气血同练、阴阳共调。

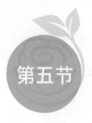

第五节 足三里、三阴交、阴陵泉
——妇科保健要穴

中医学认为,经络是气血运行的通道,经络可以沟通人体的上下、表里、气血、阴阳。穴位是经络的特殊位点,通过针刺、艾灸,甚至按摩穴位,可以帮助气血运行,起到养生保健或者治疗疾病的作用。

妇科养生保健最常提及、流传最广的三个穴位是足三里、三阴交、阴陵泉。这三个穴位可以说是妇科要穴,对于多种妇科疾病都有治疗作用,并且可以起到预防保健的功效,因此,在临床上和生活中经常会用到。

这三个穴位的位置都在人体的下肢,具体位置如下。

足三里:小腿前外侧,当犊鼻下 3 寸,距胫骨前缘一横指。

三阴交:内踝尖直上 3 寸,胫骨内侧缘后际。

阴陵泉:小腿内侧,胫骨内侧髁下缘与胫骨内侧缘之间的凹陷中。

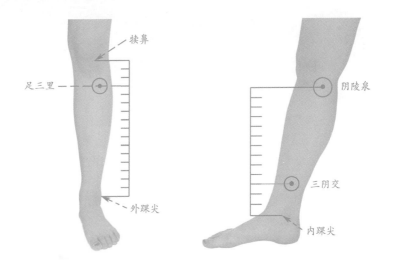

穴位左右对称,左、右下肢都可以取穴。在治疗与保健方面,三个穴位各有侧重点。

足三里以补益、保健为主要作用,位于足阳明胃经,是胃经上的重要穴位,有升发脾胃之气、燥化体内湿邪的作用。所谓常按足三里如同喝鸡汤,就是指通过刺激足三里,促进脾胃气机,增强机体对营养物质的吸收和运化,也提高对水湿的代谢。有很大一部分罹患女性常见妇科炎症(如阴道炎、慢性盆腔炎、输卵管积水)患者属于湿邪内阻、代谢失常,而脾胃作为中焦枢纽,对于水湿邪气的运行有重要作用,因此,按摩足三里对于治疗妇科炎症有一定作用。而足三里作为保健穴位,其调理脾胃、补中益气的作用可以调节机体免疫功能,增强抗炎症、抗感染的作用。

三阴交是足太阴脾经、足少阴肾经、足厥阴肝经这三条阴经相交会的地方。阴经交会之处,汇集了肝、脾、肾的气血物质。因此,刺激三阴交可以通调这三个脏腑的气血,尤其是阴液。女性脏腑功能的调节,青壮年以调肝为主,中年以调脾为要,老年则要

注重补肾,而肝、脾、肾的脏腑功能协调又可以影响女性的月经、孕育及胎产,因此,可以说三阴交对于肝、脾、肾的调理有重要作用。所以,要想保持"青春不老,容颜常驻",需要多刺激三阴交。

阴陵泉是足太阴脾经的合穴,有清热利湿、健脾理气的作用,对于湿邪困阻中焦脾胃,脾胃气虚所导致的妇科炎症有一定的治疗作用。

总体来说,这三个穴位对于脾胃功能都有提高作用,刺激足三里、三阴交偏补益,而刺激阴陵泉对于去除水湿邪气疗效更好,可以配合使用。

这些妇科要穴的保健一般是以按压、针刺、艾灸为主。针刺、艾灸需要专业的医生进行操作,自我保健还是以平时按压为好。根据穴位的位置,以拇指或者示指的指腹向下按压,出现饱胀感或者酸麻感是穴位得气的象征,保持 10 分钟左右。注意不要用指甲掐,防止肌肤损伤。

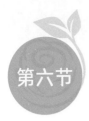

第六节　艾灸和拔罐，养生保健好

中医养生保健的治疗方式中，艾灸和拔罐接受度较高、受众广。艾灸和拔罐发展已有 2000 余年，形成了完备的理论体系和操作方法。

艾灸，是通过艾叶或艾绒点燃后产生热力刺激体表穴位，激发经络气血，调整人体气血及阴阳。拔罐是通过火燎竹罐或玻璃罐产生负压，吸附于肌肉丰厚处，以散寒化湿、通经活络、行气活血。这两种中医传统操作，对于疾病的预防和治疗都有很好的帮助。

妇科炎症性疾病，特别是反复发作的慢性炎症，如慢性盆腔炎、输卵管积水，都有阴寒内盛、湿气内停、气血不通、阳气不足等病机，可以通过艾灸和拔罐通经活络、升发阳气、祛除寒湿，对于疾病康复大有裨益。

一、运用艾灸与拔罐治疗妇科炎症

艾灸选用的艾条一般为三年或五年陈年艾草，市面上也有十年陈艾。灸即点燃艾之后，以热力带动艾中的药物之气透入机体，直达病所，比较适合湿寒阴邪导致的疾病。

妇科炎症性疾病如慢性盆腔炎、慢性宫颈炎等，以湿邪、寒邪潜伏于内为多，因此，以艾灸的形式预防保健有一定疗效。艾灸

一般以腰腹部穴位为主,也有配合下肢的一些保健穴位。

艾灸可以采取艾条灸、艾炷灸,或者将艾绒放在艾灸盒里置于腰腹部灸,虚寒患者可以隔姜灸。艾灸热度较高,需注意谨防烫伤皮肤。

常用艾灸穴位如下。

(一)腹部

关元:下腹部,前正中线上,当脐中下 3 寸。可治疗盆腔炎、痛经。

中极:下腹部,前正中线上,当脐中下 4 寸。可治疗盆腔炎、产后恶露不绝。

子宫:下腹部,当脐中下 4 寸,前正中线旁开 3 寸。可治疗盆腔炎。

归来:下腹部,当脐中下 4 寸,前正中线旁开 2 寸。可治疗腹痛。

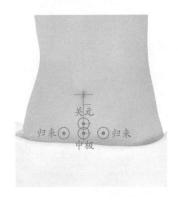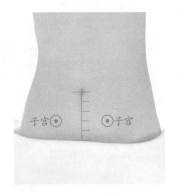

(二)腰部

八髎：位于骶椎，包括上髎、次髎、中髎和下髎，左、右共八个穴位，分别在第一、二、三、四骶后孔中。主治腰痛、腹痛、盆腔炎。

会阳：在骶部，尾骨端旁开 0.5 寸。可治疗阴道炎、盆腔炎。

腰阳关：在后正中线上，第 4 腰椎棘突下凹陷中取之。可治疗腰腹痛、阴道炎、盆腔炎。

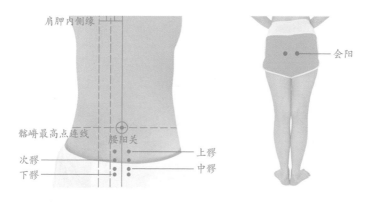

(三)下肢

血海：在大腿内侧，髌底内侧端上 2 寸，当股四头肌内侧头的隆起处；屈膝取穴。可治疗产后恶露不绝、阴道炎、盆腔炎。

阴陵泉：在小腿内侧，胫骨内侧髁下缘与胫骨内侧缘之间的凹陷中。主治阴道炎、盆腔炎。

三阴交：内踝尖直上 3 寸，胫骨内侧缘后际。主治盆腔炎、阴道炎。

足三里：小腿前外侧，当犊鼻下 3 寸，距胫骨前缘一横指。

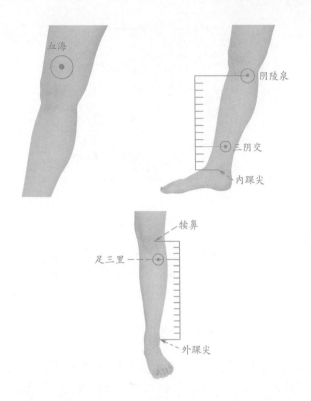

　　拔罐以竹罐和玻璃罐为主,以火燎方式形成罐内负压时需要谨防操作不注意而导致的烫伤,应该请经过培训的专业人士拔罐,以免产生不必要的危险。竹罐可以在腹部冲脉、任脉、腰腿肌肉丰厚处使用,也可以在背部使用。妇科炎症性疾病以阴寒湿邪为主的,可以在胞宫位置操作,去除体内湿邪、寒邪,帮助气血运行;或者沿着背部经络(如足太阳膀胱经)循行的部位走罐,有助于通畅背部阳气。

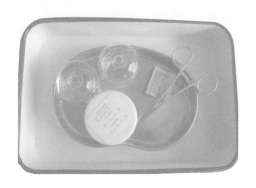

二、注意事项

1. 艾灸能通阳,陈艾中的挥发性植物油可透过肌表到达病处,对于输卵管积水、慢性盆腔炎等属于寒湿凝滞的患者效果较好,但是本身有火热之邪未去除或者偏于阴虚的患者不适合。

2. 易过敏或有呼吸道疾病者不适合艾灸。

3. 自己在家中操作的时候除了防止直接接触皮肤导致烫伤,还要防止时间过长,15 ~ 30 分钟比较合适,防止低温烫伤。

4. 拔罐时,如果用酒精等点燃棉球来燎罐,切记操作规范,防止火情发生。

5. 罐子用完需要清洗消毒。

总之,妇科炎症属于阴邪为患的,也就是湿气重、寒气重的女性,可以进行艾灸、拔罐治疗;如果是急性盆腔炎发高热这种火热之邪为盛的患者,要禁止拔罐和艾灸。有皮肤疾病或者疮疡的患者,也不可以做艾灸、拔罐治疗。

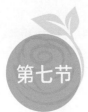

第七节　香囊妙用助抗炎

屈原在《离骚》中说:"纷吾既有此内美兮,又重之以修能。扈江离与辟芷兮,纫秋兰以为佩。"佩戴香囊的习俗古来有之。香囊又名香袋、花囊,在民间流传甚广。香囊可由绸布做成,也可以彩色绒线织成。香囊形态不一、大小不等,一般较为小巧,仅够盈盈一握,囊袋上有各种图案及纹饰,图形秀美,寓意深厚,囊内可以装有多种中草药及香料,或者以药物磨为细粉填充其内。香囊可以芳香辟秽、提神醒脑、防虫驱蚊,对于祛除晦浊邪气、行气开窍有一定作用。

妇科炎症的产生,除了正气虚弱导致抗邪能力降低,邪气亢盛也是重要因素,而置入芳香辟秽药物的香囊有一定辟除秽邪的功效,对于预防邪气侵袭人体有一定作用。置入安神定志类药物的香囊可以助眠、安神,对于提升正气、增强免疫功能有一定功效;置入理气宽胸类药物的香囊可以通畅气血,对于调和气血、抵御外邪有良好帮助,因此,妇科炎症患者可以考虑佩戴香囊来提高机体抗邪能力。

一、香囊的组成和功效

古时女性出门要涂香粉、抹头油、挂香囊。随身佩挂香囊,不仅限于"香薰"这一种作用,还有吸汗、祛虫、辟邪、祈福等作用,并逐渐发展到端午节前后随身佩戴香囊的风俗,以祈求驱虫防

害、身体健康、平安顺遂。《岁时广记》记载："端五日以蚌粉纳帛中，缀之以绵，若数珠。令小儿带之以吸汗也"。《杜阳杂编》记载："乘七宝步辇，四面缀五色香囊，囊中贮辟寒香、辟邪香、瑞麟香、金凤香"，可见香囊可以内置药物，以达到药用的目的。

香囊中一般选用气味芳香散发的药物，如藿香、佩兰、白芷、辛夷花、当归、川芎、柴胡、黄芩、薄荷、野菊花、金银花、蒲公英、玫瑰花、蒿草、艾叶、肉桂、草果、肉豆蔻、苍术、白术、陈皮、香橼、佛手、石菖蒲、艾叶、干姜、冰片、苏合香、沉香、檀香、合欢皮、远志、百合、麝香等，以此芳香开窍、行气辟邪、理气解郁，也有选用雄黄、朱砂、牛黄之类的药物来驱虫害。

患有妇科炎症的女性可选用香囊用药如下。

（一）芳香避秽

置入芳香、辛燥、祛湿、清热、解毒类中药，可以达到芳香避秽的作用，具体可放入野菊花、薄荷、藿香、佩兰、辛夷花、白芷、柴胡、黄芩、草果、艾叶、干姜、石菖蒲、金银花、蒲公英等。

（二）驱虫化湿

置入芳香、化湿、解毒类中药可以达到驱虫化湿的作用，具体可放入雄黄、草果、野菊花、金银花、蒲公英、苍术、白术、艾叶、牛黄、冰片等。

（三）开窍醒神

置入芳香、开窍、行气类中药可以达到开窍醒神的作用，具体可放入麝香、苏合香、冰片、石菖蒲、佛手、香橼、白芷、当归、川芎、肉桂等。

（四）理气宽胸

置入理气、开郁、宽胸类中药可以达到理气宽胸的作用，具体可放入陈皮、柴胡、玫瑰花、川芎、当归、香橼、佛手、肉豆蔻、草果等。

（五）安神定志

置入性味舒缓、柔和，可以安神的药物，能够帮助平复心情、诱导睡眠、提高免疫力，具体可放入合欢皮、百合、远志、石菖蒲、沉香、檀香、玫瑰花、佛手等。

二、香囊的使用方法

香囊可以随身佩戴或者挂在床头，也可以放置在衣柜内或车内。自制香囊需要购买正规药材，并将药材晒干以防蛀虫，将药材打碎或打粉放入香囊，增加药物散发力度。

三、注意事项

如果睡眠欠佳，香囊中尽量不要放入气味过于浓重的药材，以免影响睡眠。香囊中藿香、佩兰、薄荷、辛夷花之类的植物中含有大量挥发油，辛夷花上还有绒毛，对于过敏体质的患者来说不太适宜。

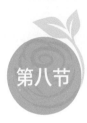

第八节 放慢心情，舒畅情志，抗击妇科炎症

喜、怒、忧、思、悲、惊、恐等情志变化，是中医学讲的"七情"，"七情"变化无常或者太过，有害于人体健康。《养性延命录》曰："喜怒无常，过之为害"。成无己的《三因极一病证方论》认为，不正常的喜、怒、忧、思、悲、恐、惊，是导致内伤疾病的重要病因，中医称之为"七情内伤"。

五脏七情对应表

五脏	肝	心	脾	肺	肾
七情	怒	喜	思（忧）	悲	恐（惊）

七情有自己对应的脏腑，喜应于心，怒应于肝，忧、思应于脾，悲应于肺，惊、恐应于肾。七情内伤，会引起相应脏腑功能紊乱，导致气血运行失常，从而产生一系列疾病，《黄帝内经素问·举痛论》曰："百病生于气也，怒则气上，喜则气缓，悲则气消，恐则气下……惊则气乱……思则气结……"

其中，心、肝两脏与情绪失调关系最为密切。"心主神明"，心为"五脏之大主"，七情异常除损害相应的脏腑之外，心神往往会被情绪所干扰；而肝藏血、主疏泄气机，七情异常损伤气机、血运，势必伤及肝的功能，因此，我们在临床中经常听到"心肝火旺"之说。

女性心思细腻、性格敏感，因此，容易产生焦虑、抑郁、烦躁、疑惑等不良情绪，在妇科炎症的患者中，一方面热邪为患，心肝之

内火加重热邪的肆虐,使病情加重;另一方面,反复难愈的慢性炎症性疾病患者,尤其容易产生忧郁或者焦虑等不良情绪,影响肝、脾脏腑功能,湿浊内伤,甚至导致气血亏虚,进一步使病情加重。

一、情志失常致病的主要表现

(一)焦虑抑郁导致肝气郁结

焦虑、抑郁会导致肝气郁结于胸中,气机运行不畅,临床主要表现为胸胁、小腹胀闷疼痛,情志不畅,喜欢叹息,女性可以有痛经。如果容易急躁发怒会导致肝气疏泄太过,气机上逆,甚至有肝火上亢,临床主要表现为头胀头痛、面红目赤、烦躁易怒。

(二)忧虑导致脾气亏虚

平常喜欢多想或者忧思虑结的女性,容易导致脾胃气机壅滞,时间久了,会产生脾气亏虚,运化失司,水湿内停,也就是所说的忧思伤脾,主要表现为脘痞腹胀、食欲不振、大便溏薄、女性白带增多。

(三)烦躁导致心神受扰

有一些女性平常性情急躁、烦躁不安、失眠多梦,这是心神受扰的表现,甚至可以出现心神不宁、心火亢盛,产生"红、肿、热、痛"甚至疮疡等炎症性疾病,或者白带增多、色黄、质地黏稠。

(四)惊恐导致肾气亏虚

平常较为胆小,容易受惊、恐惧的女性,会有肾气亏损的表现,《黄帝内经灵枢·本神》曰:"恐惧而不解则伤精,精伤则骨酸痿厥,精时自下",《黄帝内经素问·举痛论》曰:"惊则心无所倚,神无所归,虑无所定,故气乱矣"。惊恐可以伤及心肾,导致心神

不定、肾气不固、气机逆乱,临床表现为惊恐不已、小便频繁、大便溏薄,甚至二便、带下量多。

二、调畅情志,放缓心情,利于抗击妇科炎症

现代社会的各种环境使情绪异常变得越来越常见,从养生保健的角度来说,我们要努力调整情绪,使心情平缓、情绪正常。情绪可以通过娱乐、锻炼、饮食等缓解。

(一)锻炼

适度锻炼有利于改善情绪。运动可以促进大脑释放多巴胺,也就是令人快乐的神经递质。运动以适合自己为好,运动时应适当出汗,不宜大汗淋漓,以免耗伤阳气。中医学的养生保健运动以八段锦、太极拳、易筋经等为主。

(二)娱乐

娱乐活动有利于放松心情,娱乐活动种类很多,如看电影、读小说、旅游、打牌、打球等,选择自己能够得趣的娱乐方式,保持身心放松和愉快。

(三)饮食

美食可以使心情放松,但是要防止暴饮暴食。可以选用舒畅气机的药膳和茶饮,比如女性可以多饮玫瑰花茶、菊花茶、陈皮茶来舒畅肝气,调整气机。

总之,生活总有诸多不满意,情绪也会有所波动,硬憋着、忍着不利于身体健康,适当发泄有利于气机的运行,但是,还是以平常心看淡世事,保持良好的心态,心情平和有利于身心健康。

第九节 听音乐，调情志，心平气和精神好

《乐记》曰："乐者，音之所由生也，其本在人心之感于物也。是故其哀心感者，其声噍以杀；其乐心感者，其声啴以缓；其喜心感者，其声发以散；其怒心感者，其声粗以厉；其敬心感者，其声直以廉；其爱心感者，其声和以柔"，认为乐与人的情志是相通的，不同的情绪会有不同发声音调，对于乐曲也会有不一样的体会。

中医学认为，角、徵、宫、商、羽五音与五脏对应，通过五音可以五行生克制化，治疗五脏的疾病，也可以通过五音失常来提前诊断五脏疾病。

妇科炎症性疾病患者，情志不畅、气机失调、血行不调者较多，其中脏腑气机（尤其心、肝、脾的气机）不畅是妇科炎症发生发展中常见的病因病机。我们可以通过音乐疗法，来改善情志、调节脏腑气机，从而达到预防疾病、治疗疾病及养生保健的作用。

一、音乐疗法的理论基础

《四诊抉微·闻诊·听音论》记载："脾应宫，其声漫以缓；肺应商，其声促以清；肝应角，其声呼以长；心应徵，其声雄以明；肾应羽，其声沉以细，此为五脏正音"。中医学认为，角、徵、宫、商、羽五音与五行、五脏相对应，并且与五脏所主的五种情绪对应。《黄帝内经素问·阴阳应象大论》记载："肝在志为怒，心在志为喜，脾

在志为思,肺在志为忧,肾在志为恐"。也就是肝对应"怒",对应"角"音;心对应"喜",对应"徵"音;脾对应"思",对应"宫"音;肺对应"忧",对应"商"音;肾对应"恐",对应"羽"音。《黄帝内经素问·举痛论》曰:"怒则气上,喜则气缓,悲则气消,恐则气下……思则气结……"如果情志失常可以导致脏腑气机紊乱、气血运行失调,而五音可以影响情志,进一步影响五脏气机,因此,情志失调可以通过音乐疗法来治疗。

现代音乐疗法是以音乐-心理-生理模式为基础,通过音乐特有的生理、心理效应,恢复人的心理及生理健康。现代音乐疗法强调通过音乐的节奏、旋律等引起人的情感共鸣、身体振动,激活大脑相关区域的生理功能,产生神经递质,改善人的心理、躯体症状。

五脏、五音对应表

五脏	肝	心	脾	肺	肾
五音	角	徵	宫	商	羽

二、五音的作用

根据中医学的五音理论,我们能够通过病理性的五音来诊断疾病,《四诊抉微》曰:"五脏安畅,则气藏于心肺,声音能彰";《普济方》曰:"五脏有余不足,候之五声五音者";《黄帝八十一难经》曰:"闻而知之者,闻其五音,以别其病"。这些中医经典都认为五脏的气血盛衰、生理病理可以通过五音表现出来,通过听音,可以知道有无五脏失调,以及具体病所,也就是说,可以通过五音闻诊辅助临床疾病的诊疗。

根据中医学五音、五行、五脏的相关理论,可以通过五音-五

行－五脏相合对应，以音乐调节五脏、改善生理功能。根据患者的临床表现和自我感觉，判断其具体是哪些脏腑功能失调，确定五脏病位后，以相应的音乐来改善情志、调节脏腑气机。

中医学认为，五音和经脉相对应，五音失常是经脉不畅、气血失调的外在表现，因此，经络不畅可以通过五音来调节，而五音失常也可以通过针刺、艾灸经络腧穴来改善，也就是《黄帝内经灵枢·五音五味》中所说的"右徵与少徵，调右手太阳上。左商与左徵，调左手阳明上……判角与少角，调右足少阳下"。

因此，我们可以发现，中医学的五音疗法可以对脏腑、经络、全身气血进行调节，而全身的疾病又可以通过五音失常反映于外。

三、根据五音理论选择合适的音乐

我们可以根据中医五音理论选择合适的音乐，来调节情绪，改善身心状态，帮助治愈妇科炎症。

1. 角调式乐曲　蓬勃向上，舒展升发，与肝相应，可以调畅肝气，解郁宽胸，缓解焦虑、抑郁等情绪。

2. 徵调式曲调　欢快活泼，充满生机和活力，与心相应，可以调畅心气，推动脉络中的气血运行。

3. 宫调式曲调　沉稳、和缓，与脾相应，可以健脾益气，帮助运化，改善消化道症状。

4. 商调式曲调　较为有力，宏伟高亢，与肺相应，可以宣发肺气。

5. 羽调式曲调 平稳、悠远，与肾相应，可以固肾。

需要注意的是，以音乐来影响人体，只是辅助治疗，从妇科炎症的中医学预防保健角度来看，音乐疗法主要是通过改善情绪，使脏腑气机平和，气血运行畅通。通过音乐平静心情，或者适度发泄情绪，都是使气血调畅的方式，中医以"平"为要，气血平和、情志调和是目的。

日常生活中不必拘泥于严格按照《黄帝内经》所说的五音对五脏的方式，选择相类似的音乐就可以，以心情开朗、情绪舒畅为目标。

第九章

中医外治取奇效　中医外治法有哪些

第一节　坐浴

坐浴是通过水温及药液的作用,促进局部血液循环,增强抵抗力,减轻外阴炎症与疼痛,使创面清洁,利于组织修复;同时还可以松弛骨盆区肌肉,减轻局部充血、痉挛与疼痛,是常用的外治法。

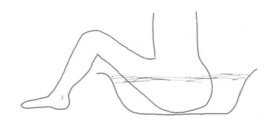

一、适应证

坐浴适用于外阴、阴道疾患(如各种阴道炎、外阴瘙痒等)及盆腔充血、水肿等疾病。

二、坐浴药物

根据病情不同、证型不同,用药因人而异,常用的药物有蛇床子、蒲公英、川黄柏、苦参等。

1. 湿热下注型坐浴药物 猪苓 15g, 茯苓 15g, 蒲公英 30g, 茵陈 15g, 川黄柏 9g, 椿根皮 15g。

2. 脾虚不固型坐浴药物 白术 30g, 山药 30g, 苍术 9g, 甘草 3g, 芡实 30g, 蛇床子 15g。

3. 肾阳亏虚型坐浴药物 菟丝子 30g, 黄芪 30g, 肉桂 3g, 桑螵蛸 15g, 肉苁蓉 15g, 苦参 12g。

三、具体操作方法

1. 准备用物:坐浴椅、消毒用的坐浴盆、38 ~ 40℃水(根据医嘱加药)、纱布或干净的小毛巾。

2. 坐浴之前先排尿、排便,利于坐浴效果。

3. 备齐用物至床旁,配制坐浴药液或温开水,温度以舒适为宜,一般为 38 ~ 40℃。将坐浴盆放在坐浴椅上,脱裤至膝,先试水温,适宜后将外阴部浸在药液中 20 ~ 30 分钟,随时加热水以保持适宜水温。

4. 结束后用毛巾擦干会阴部。

四、注意事项

1. 坐浴溶液的温度不可过高,防止烫伤皮肤,水温下降后应及时调节。

2. 坐浴水量不宜过多,一般以坐浴盆 1/2 满为宜,以免坐浴时外溢。

3. 女性患者在经期、妊娠期、产后 2 周内，阴道出血和急性盆腔炎期不宜坐浴。

4. 坐浴过程中，如出现乏力、眩晕，应停止坐浴。

5. 冬天应注意室温及保暖。

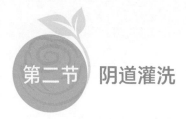

第二节 阴道灌洗

中药阴道灌洗技术是将中药煎剂自阴道灌入,通过黏膜直接吸收,减少阴道分泌物,缓解局部充血,起到清热泄火、燥湿解毒、止痒杀虫作用的一种中医治疗方法。

一、适应证

阴道灌洗适用于各种阴道炎、宫颈炎的治疗。

二、药物

滴虫阴道炎患者,应用酸性溶液灌洗;假丝酵母菌病患者,应用碱性溶液灌洗;非特异性阴道炎患者,用一般消毒液或生理盐水灌洗,也可运用中医辨证处方的中药煎液进行灌洗。

三、具体操作方法

1. 清洗外阴。

2. 排空膀胱,铺一次性卫生垫,取膀胱截石位,放置便盆;或采用蹲式。

3. 准备中药灌洗液 500 ～ 1000ml,溶液温度为 41 ～ 43℃,

戴一次性手套,将灌洗液导入一次性阴道冲洗罐。

4. 将一次性阴道冲洗罐洗头缓慢、顺势、斜向背侧 13°插入阴道深部,打开冲洗罐冲洗。

5. 灌洗液约剩 100ml 时,拔出灌洗头,冲洗外阴部。

6. 在灌洗过程中需要注意有无不适。

7. 坐于便盆上,使阴道内存留的液体流出。

8. 撤去便盆,擦干外阴,穿好衣裤,整理用物。

四、注意事项

1. 灌洗头插入不宜过深,操作时,动作应轻柔,切勿损伤阴道黏膜和子宫颈组织。

2. 月经期、产后或人工流产术后子宫颈口未闭或有阴道出血的患者,不宜行阴道灌洗,以防引起上行感染。

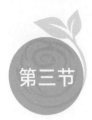

第三节 阴道及子宫颈上药

　　阴道及子宫颈上药是常用的妇科外治操作,是将有治疗作用的药物涂抹于阴道或子宫颈上,使药物通过局部作用的方式吸收,以达到更好地治疗疾病的目的。阴道及子宫颈上药需要到正规医院由医护人员帮助完成。

一、适应证

　　阴道及子宫颈上药适用于阴道炎、宫颈炎的治疗。

二、阴道及子宫颈上药药物

　　细菌性阴道病可用甲硝唑片、甲硝唑栓;真菌性阴道炎可用硝呋太尔、保妇康栓;子宫颈术后可用中成药上药止血,如裸花紫珠凝胶等。

三、具体操作方法

　　1. 可在医护人员的指导下摆好膀胱截石位,注意遮蔽隐私。

　　2. 上药。根据所用药物的不同剂型,分别采用下述方法进行阴道及子宫颈上药。

√ **涂擦法**：长棉签蘸取药液，均匀涂布于子宫颈或阴道病变处。如为腐蚀性药物，应注意保护正常组织。

√ **喷洒法**：药粉可用喷粉器喷洒；或撒于带线大棉球，暴露子宫颈后即将棉球塞于子宫颈部，然后再退出窥阴器，线尾留在阴道口外。注意：12 ~ 24 小时后要将棉球取出。

√ **纳入法**：凡栓剂、片剂、丸剂，可由操作者戴上无菌手套后直接放入后穹隆或紧贴子宫颈；也可以用窥阴器暴露子宫颈后，用长镊子或卵圆钳夹药片后放入；或者用带线大棉球将药片顶于子宫颈部，线尾留在阴道口外。注意：12 ~ 24 小时后必须取出棉球。有些药片患者可自己放入，具体方法：临睡前洗净双手、外阴，分开阴唇，用示指及中指夹住药片沿阴道后壁推至深处，向内推不动为止。

四、注意事项

1. 凡月经期或阴道出血时停止上药。

2. 上药期间禁止性生活。

3. 未婚患者可用棉签涂布，棉花务必捻紧，以防脱落遗留于阴道内。

4. 对于腐蚀性药物，必须到正规医院上药，只能涂在子宫颈病灶局部，切记不得涂于病灶以外的正常子宫颈、阴道组织，以免造成不必要的损伤。

5. 注意保护阴道壁和正常组织。

6. 阴道栓需要在晚上或休息时用药。

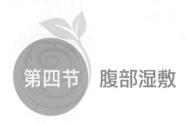

第四节 腹部湿敷

中药湿敷技术是将中药煎汤浸泡的敷料敷于患处,根据治疗需要选择常温或加热,以疏通气机、调节气血、平衡阴阳,起到疏通腠理、清热解毒、消肿止痛作用的一种操作方法。

一、适应证

腹部湿敷适用于盆腔炎后遗症(慢性盆腔炎)出现腹痛、腰酸、带下异常等症状。

二、药物

根据自身症状可于正规医院就诊,由医生根据症状进行辨证,开具处方。对于湿热下注型,多选用红藤、败酱草、蒲公英、紫花地丁等清热解毒药物;对于气滞血瘀型,多选用当归、川芎、桃仁、赤芍、牡丹皮、红花、乌药、延胡索、五灵脂等行气活血药物;对于寒湿型,多选用小茴香、干姜、延胡索、当归、川芎、肉桂等温经散寒止痛药物;对于脾肾亏虚型,多选用巴戟天、补骨脂、菟丝子、生黄芪、党参、白术、生山药等健脾益肾药物。

三、具体操作方法

1. 备齐用物（水温计、药液、敷料等），放在床旁。

2. 平躺放松，暴露湿敷部位。将敷料浸于 38 ～ 43℃药液中，拧至不滴水即可，敷于患处。

3. 及时更换敷料或频淋药液于敷料上，以保持湿度及温度，观察皮肤反应，防止烫伤。

4. 操作完毕，清洁皮肤。

四、注意事项

1. 外伤后患处有伤口、皮肤急性传染病等，禁用中药湿敷技术。

2. 湿敷液应现配现用，注意药液温度，防止烫伤。

3. 治疗过程中观察局部皮肤反应，如出现水疱、痒痛或破溃等症状时，立即停止治疗。

4. 皮肤裸露处注意保暖。

第五节 保留灌肠

中药灌肠技术是将中药药液从肛门灌入直肠或结肠，使药液保留在肠道内，通过肠黏膜的吸收，达到清热解毒、软坚散结、泄浊排毒、活血化瘀等作用的一种治疗方法。

一、适应证

保留灌肠多用于盆腔炎（慢性盆腔炎）导致的腹痛、带下异常、盆腔肿块（非炎症期）及输卵管阻塞所致的不孕症等。

二、药物

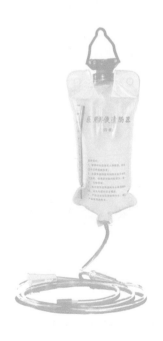

根据自身症状去正规医院就诊，由医生根据症状进行辨证，开具处方，如湿热下注型多用清热解毒利湿的药物，气滞血瘀型多用活血化瘀药，输卵管炎性不孕或输卵管阻塞所致的不孕症多用行气活血、清热解毒等药物治疗。

三、具体操作方法

1. 关闭门窗,调节室温,排空二便。

2. 备齐用物(煎煮好的药液、一次性灌肠袋、水温计、一次性手套、小毛巾、垫枕、垫巾、液体石蜡、便盆等),放在床旁。

3. 一般取左侧卧位(必要时根据病情选择右侧卧位),充分暴露肛门,垫垫巾于臀下,置垫枕以抬高臀部 10cm。

4. 测量药液温度(39 ~ 41℃),液面距离肛门不超过 30cm,用液体石蜡润滑肛管前端,排液,暴露肛门。插肛管时,应张口呼吸以使肛门松弛,便于肛管顺利插入。肛管插入 10 ~ 15cm,缓慢滴入药液,滴注时间 15 ~ 20 分钟,根据自身承受能力,可以调节时间。中药灌肠药量不宜超过 150ml。

5. 药液滴完,夹紧肛门,并拔除肛管,小毛巾擦干肛周皮肤,取舒适卧位,抬高臀部。

四、注意事项

1. 肛门、直肠、结肠术后,或大便失禁,或孕妇急腹症和下消化道出血的患者禁用。

2. 肛管插入动作要轻柔,如果灌肠过程中,出现脉搏细速、面色苍白、出冷汗、剧烈腹痛、心慌等,应立即停止灌肠并及时就诊。

3. 灌肠液温度应控制在 39 ~ 41℃,灌肠前使用水温计测量。

第六节　穴位药物导入

　　穴位药物导入是利用电流将药物离子通过皮肤或穴位导入人体,达到活血化瘀、软坚散结、抗炎镇痛等作用的一种治疗方法。穴位药物导入需要到正规医院由医护人员帮助完成。

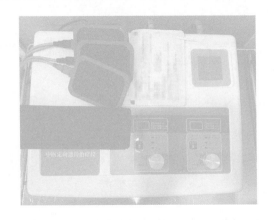

一、适应证

　　穴位药物导入适用于盆腔炎(慢性盆腔炎)所致的慢性盆腔痛等。

二、药物

根据自身症状到正规医院就诊,由医生根据辨证开具处方。

三、具体操作方法

1. 调节室温,排空二便。

2. 备齐用物,携至床旁。

3. 医护人员协助取舒适体位,暴露治疗部位。

4. 打开电源开关,将 2 块衬套浸入 38 ~ 42℃的中药液后取出,拧至不滴水为宜;将电极板放入衬套内,平置于治疗部位,电极板相距 2cm 以上,外用隔水布覆盖,绷带或松紧搭扣固定,必要时使用沙袋,启动输出,调节电流强度,至能够耐受为宜。

5. 治疗中根据耐受程度不同,调节电流强度。如出现疼痛,立即停止治疗。

6. 治疗结束,取下电极板,擦干局部皮肤,观察皮肤情况。

7. 取舒适体位休息。

四、注意事项

1. 高热、湿疹、妊娠、有出血倾向,以及治疗部位有金属异物者、带有心脏起搏器者、恶性肿瘤患者等,均不适宜使用此治疗方法。

2. 同一输出线的两个电极不可分别放置于两侧肢体。

3. 治疗部位皮肤出现红疹等,通知医生,配合处置。

4. 治疗时注意遮挡保护隐私部位,注意保暖。

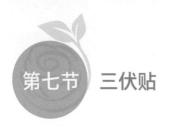

第七节 三伏贴

三伏贴是指在夏季三伏天里运用特配的中药敷贴于特定穴位,使药物通过皮肤渗透吸收,刺激经络,通过经络的循行和气血的输送,可将药物直达病所,起到疏通经络、调节脏腑、温阳理气、祛寒除湿的功效。三伏贴需要到正规医院由医护人员帮助完成。

一、适应证

三伏贴适用于慢性盆腔炎引起的慢性盆腔痛、不孕症等疾病,主要针对寒证、湿证。

二、三伏贴药物

三伏贴可以选用一些温经散寒的药物,如小茴香、肉桂、吴茱萸、干姜等,穴位除了最常见的阿是穴(痛点)外,还要"辨证"选穴、选药,如针对寒性痛经可选用关元、中极、神阙、肾俞等。

三、具体操作方法

1. 选择合适的体位。根据所选的穴位来调整合适的体位,使药物能够敷贴妥当。

2. 敷贴前先进行常规的皮肤消毒。

3. 将敷贴的药物按穴位贴好后，用胶布固定。

4. 成年人一般每贴保留 4 ~ 6 小时，不可超过 6 小时。

四、注意事项

1. 如贴药后无任何不适，时间可适当延长，一般皮肤较嫩的患者可适当缩短贴药时间。

2. 贴药后皮肤会有发热感、灼痛感，个人皮肤耐受情况不一样，但以能耐受为度。有的人会有刺痒的感觉，这是药物渗透入表皮后的一种自然反应；有的人会出现红、肿、热、痛；敷贴时若有发疱现象，属正常反应。

3. 皮肤发疱后应保持局部清洁，避免感染。一般对小的水疱，可待其自然吸收，或外涂烫伤膏、金霉素软膏等。若出现大的水疱，应到医院做局部处理。

4. 三伏贴疗法虽然有较好的效果，但所用配方有些中药药性峻烈，对皮肤有强烈的刺激作用，故孕妇、年老体弱以及皮肤过敏等患者应慎用或禁用。

5. 敷贴期间，体质弱者少吃或不吃寒凉、生冷食物；不吃肥甘厚腻、生痰助湿的食物，如牛肉、鸭肉、鹅肉、油炸花生及其他煎炸食物；禁食海鲜等发物。

6. 贴药当日可用温水淋浴，忌冷水浴。

7. 若皮肤长有疱疖或破损，或患有咳喘但是伴有发热的患

者,肺结核活动期伴有咯血的患者,都不能用三伏贴法治疗。

8. 敷贴时要固定好药物,避免剧烈运动,防止因药物脱落而导致敷药时间不够,影响疗效。

9. 敷贴后尽量减少在温度过低的空调环境下的逗留时间,避免皮肤毛孔遇冷后收缩,影响药物的渗入。

10. 在取下贴敷产品后,不宜搓、抓、挠敷贴部位,以免损伤皮肤而致感染。

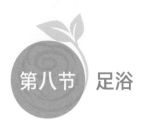

第八节 足浴

足浴是根据辨证选用适宜的中草药煎汤制成水剂来泡足,其中的有效中药成分在热水的帮助下,渗透进入皮肤,被足部毛细血管吸收,进入人体血液循环系统,从而起到改善体质、调理身体、治疗疾病作用的一种方法。

一、适应证

足浴可以辅助治疗月经失调、痛经、功能失调性子宫出血、带下病、盆腔炎等疾病。

二、足浴药物

根据疾病、证型的不同选择不同的药包,如针对寒凝引起的痛经可以选用艾叶、吴茱萸、当归、生姜、桂枝等来泡足。

三、具体操作方法

1. 中药足浴使用的足浴桶一般为木质材料,利于药物吸收,塑料盆、不锈钢盆也可以。水温控制在 40℃左右,深度要没过足踝。

2. 足浴时间一般为 30 ~ 40 分钟,足浴后注意足部保温。

四、注意事项

1. 患有严重的心脏病、出血性疾病、败血症者及孕妇,不能足浴。

2. 足部有炎症、外伤、皮肤烫伤,不能足浴。

3. 饱食、饥饿、过度疲劳时,饭前、饭后半小时内,均不宜足浴。

4. 足浴时注意药液温度,防止烫伤皮肤。

5. 如果出现过敏,及时停药。

6. 足浴过程中出现不适,则应立即停止。

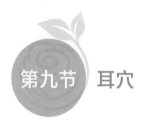

第九节 耳穴

耳穴贴压法是采用王不留行子、莱菔子等丸状药物贴压于耳廓上的穴位或反应点,通过按压、揉搓穴位,疏通经络,调整脏腑气血功能,促进机体阴阳平衡,达到防治疾病、改善症状的一种治疗方法。耳穴贴压法需要到正规医院由医护人员帮助完成,每天自行完成按压、揉搓药物工作。

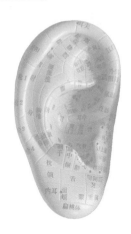

一、适应证

耳穴贴压可解除妇科疾病患者围手术期手术麻醉引起的恶心、呕吐等胃肠道反应及盆腔炎导致的慢性盆腔痛。

二、耳穴贴药物

耳穴贴药物为王不留行子或莱菔子等丸状药物。

三、具体操作方法

1. 探查耳穴敏感点,确定贴压部位。

2. 75% 酒精自上而下、由内到外、从前到后消毒耳部皮肤。

3. 选用质硬而光滑的王不留行子或莱菔子等丸状物黏附在 0.7cm × 0.7cm 大小的胶布中央,用止血钳或镊子夹住敷贴于选好耳穴的部位上,并给予适当按压(揉),有热、麻、胀、痛感觉,即"得气"。

4. 观察局部皮肤,并看有无不适感。

5. 常用按压手法

√ **对压法**:将示指和拇指的指腹置于耳廓的正面和背面,相对按压,至出现热、麻、胀、痛等感觉。示指和拇指可边压边左右移动,或做圆形移动,一旦找到敏感点,则持续对压 20 ~ 30 秒。对内脏痉挛性疼痛、躯体疼痛有较好的镇痛作用。

√ **直压法**:用指尖垂直按压耳穴,至产生胀痛感,持续按压 20 ~ 30 秒,间隔少许,重复按压,每次按压 3 ~ 5 分钟。

√ **点压法**:用指尖一压一松地按压耳穴,每次间隔 0.5 秒。本法以感到胀而略沉重、刺痛为宜,用力不宜过重。一般每次每穴按压 27 下,具体可视病情而定。

四、注意事项

1. 耳廓局部有炎症、冻疮或表面皮肤有溃破者,有习惯性流产史的孕妇,不宜施行。

2. 耳穴贴压每次选择一侧耳穴,双侧耳穴轮流使用。夏季易出汗,留置时间 1 ~ 3 日,冬季留置 3 ~ 7 日。

3. 观察耳部皮肤情况,留置期间应防止胶布脱落或污染;对普通胶布过敏者,改用脱敏胶布。

4. 侧卧位耳部感觉不适时,可适当调整。

第十节 针灸

针刺法是在中医理论指导下,将金属制成的针,运用各种手法刺入人体不同部位(穴位)的一种治疗方法。针刺法广泛应用于临床,对痛证疗效尤为显著,可以解除或缓解各种急、慢性疾病的临床症状,通过疏通经络,调节脏腑气血功能,促进机体阴阳平衡,达到治疗疾病的目的。

艾灸法是以艾绒为主要原料,制成艾条或艾炷,点燃后在人体某穴位或患处熏灸的一种治疗方法,包括艾条灸、艾炷灸、温针灸等,能够解除或缓解各种虚寒性病症的临床症状。通过艾灸,以达到温通经络、调和气血、消肿散结、祛湿散寒、回阳救逆、防病保健、治病强身的目的。

针刺法和艾灸法需要到正规医院由医护人员帮助完成。

一、适应证

针刺法和艾灸法适用于妇科的各类疾病,在妇科炎症方面,对慢性盆腔炎所致的慢性盆腔痛、不孕症等有较好的疗效。

二、针灸工具

针灸工具包括毫针、艾炷、艾条等。

三、具体操作方法

（一）针刺的操作方法

1. 评估病情，包括当前主要临床表现、既往史，以及有无感觉迟钝和障碍、体质和施针处的皮肤情况、对疼痛的敏感和耐受程度、心理状态。

2. 取合适体位，暴露施针部位，确定针刺部位及针刺方法和角度，消毒手指、针具及针刺部位。

3. 将针刺入腧穴后，可以通过施行各种行针手法来使患者得气。得气即指被针刺部位产生酸、麻、胀、重、蚁行感、传导感等感觉。

4. 留针。将针刺入腧穴并行针后，使针留置在体内。在留针过程中还可作间歇行针，以加强针感和针刺的持续作用。一般留针 20 ～ 30 分钟。

5. 出针。在施行针刺手法或留针后，达到一定的治疗要求时，便可出针。注意清点针数，避免漏针。

6. 施针完毕后，查看一般情况和施针局部皮肤情况，如在针刺中出现滞针、晕针、弯针、血肿、气胸等情况，及时求助医护人员。

（二）灸法的操作方法

1. 评估病情，包括当前主要临床表现、既往史，以及有无感觉迟钝和障碍、体质和施针处的皮肤情况、对疼痛的敏感和耐受程度、心理状态。

2. 取合适体位，暴露施灸部位，确定施灸部位及施灸方法。

3. 随时观察局部皮肤及病情变化,调整施灸艾条的距离。

4. 施灸完毕,查看一般情况和施灸局部皮肤情况。

四、注意事项

(一)针刺的注意事项

1. 刺激强度因人而异,急性病、体质强者宜强刺激;慢性病、体质弱者宜弱刺激。

2. 局部皮肤产生酸、麻、胀、重等感觉或向远处传导,即为"得气",为正常反应。

3. 针刺过程中,应密切观察被针刺者的反应,如出现头晕、目眩、面色苍白、胸闷、欲呕等晕针现象,及时求救医护人员并处理。

4. 针刺后不能随意活动针刺部位,以防出现弯针等意外。

5. 起针时要核对穴位和针数,以免毫针遗留在身体上。

(二)灸法的注意事项

1. 面部穴位,不宜直接灸。

2. 关节活动处,不宜化脓灸。

3. 重要脏器、大血管处、肌腱所在部位,不宜直接灸。

4. 妊娠期小腹、腰骶部,不宜施灸。

5. 神昏、感觉迟钝的患者,不可灸过量,要避免烫伤。

第十章

认清妇科炎症，还女人花娇艳
—— 正确认识妇科炎症的误区

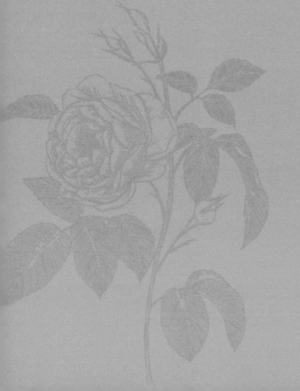

阴道炎治疗期间可以有性生活吗

在已经明确存在阴道炎时，应立刻使用药物，并且在用药期间，应禁止性生活，还应告知自己的丈夫或者男友。同时由于一些阴道的炎症，如滴虫阴道炎、衣原体或淋病性阴道炎等可通过性行为传播，因此，需要丈夫或男友一同进行治疗，这样才不至于使阴道炎反复发生，造成一些严重的并发症。所以，在患阴道炎期间，还需要自己的另一半配合，避免性生活，必要时一起治疗。

 阴道炎，老公需要一起治疗吗

并非所有的阴道炎症都需要老公一起治疗，那么哪些阴道炎才需要老公一起治疗呢？

滴虫阴道炎由于主要是通过性行为传播，且感染率很高，因此，性伴侣应同时治疗，并且在治愈前应避免无保护的性交。

淋病性阴道炎亦可通过性行为传播，并且对女性的生殖道及盆腔等破坏严重，可影响妊娠结局，因此一旦发现，需要性伴侣一起治疗。

沙眼衣原体感染所致的阴道分泌物增多，多由于沙眼衣原体感染子宫颈而出现子宫颈黏膜炎，从而使白带呈黏液脓性，出现这种情况时性伴侣要求一同治疗，避免交叉感染及复发。

对于感染支原体而导致的阴道炎症，若男性为解脲支原体性尿道炎，建议同时治疗性伴侣，或者男性精液质量异常且有生育需求时，建议男女双方同时治疗 1 个疗程。

真菌性阴道炎病例中，约 15% 的男性与女性接触后患有龟头炎，对有症状的男性也需进行检查和治疗。

所以,并非所有的阴道炎症均需要老公一起治疗,但以上情况需要老公一同积极治疗。

有慢性盆腔炎病史,每次查 B 超都有一点点积液,很担心,是不是盆腔炎又发作啦

既往有慢性盆腔炎病史,B 超检查发现了盆腔积液,大家不必过于担心。

首先,盆腔积液并不代表有盆腔炎或者盆腔炎症再度复发,因为在盆腔炎的诊断标准中盆腔积液不是必需要素,也就是说盆腔炎不一定会伴有盆腔积液,而有盆腔积液也不一定有盆腔炎。

其次,盆腔积液分为生理性和病理性两种,生理性盆腔积液主要有腹膜分泌的少量浆液、排卵期卵泡破裂、月经或流产后的积液以及便秘导致肠蠕动不正常而引起的肠液渗出,生理性盆腔积液量一般 < 20mm。病理性盆腔积液主要与感染和肿瘤有关,如月经期的感染、盆腔炎、产后或流产后的感染、术后感染、卵巢或输卵管肿瘤、异位妊娠以及黄体破裂,这些疾病都有可能产生盆腔积液,但积液量比生理性的要多,同时会伴有相应的症状和体征。

因此,B 超提示一点点的积液未必是盆腔的炎症,也可能是生理性的盆腔积液,大家需根据自身症状在医生的指导下复查或者治疗,不要妄加猜测,以免增加不必要的烦恼。

邻居说她的阴道炎是用小苏打水洗好的,我也有阴道炎,是不是可以直接照她说的那样洗洗就好了

不能按照别人的治疗方法来治疗自己的疾病。

小苏打水为碱性溶液,只有所患的阴道炎为真菌性阴道炎才有效。真菌性阴道炎是由于感染了假丝酵母菌引起的,而假丝酵母菌适宜在酸性的环境中生长。女性的阴道本身就是一个偏酸性的环境,所以在抵抗力、免疫力下降时会发生真菌性阴道炎,此时需要用碱性溶液冲洗外阴、阴道,改变阴道的酸碱度,对真菌的生长繁殖会有抑制作用。可使用 2% ~ 4% 的小苏打水冲洗阴道,这里需要指出小苏打对于真菌性阴道炎只有缓解和辅助作用,并不能用来治疗。

女性朋友需要注意以下几点。

1. 使用碱性物质会破坏阴道的"自净"功能。

2. 绝大多数病原体在碱性环境中生长,自行用药容易破坏阴道内环境,反而可能造成病原体感染。

总之,大家在治疗疾病时还需到医院咨询医生,切不可相信他人所说,以免耽误病情。

 医生给我开了雌激素乳膏治疗老年性阴道炎,但是人们都说激素副作用大,我还要听医生的话继续用药吗

老年性阴道炎是雌激素水平降低、局部抵抗力下降引起的以需氧菌为主的炎症,所以,针对老年性阴道炎的主要治疗原则为补充雌激素增加阴道抵抗力、使用抗生素抑制细菌生长。

运用雌激素乳膏治疗本病是正确的治疗方法。激素虽然存在副作用,但是获益大于弊端的时候,可以选用作为治疗方案,比起老年性阴道炎为患者带来的痛苦,用雌激素治疗肯定是利大于弊的;此外,雌激素乳膏局部用药,局部吸收用量较少,不经肝脏代谢,不会产生严重的副作用,临床上将其作为治疗老年性阴道

炎的主要方法。因此，可以继续用药，并且要根据医嘱用药，不要轻信他人所说。

细菌性阴道病、真菌性阴道炎、滴虫阴道炎转阴后多久可以怀孕呢

由于阴道炎可能导致不良的妊娠结局，因此必须在复查转阴后才能怀孕，但每种阴道炎疗程和转阴的时间不同，所以，怀孕的时间也不同。

细菌性阴道病的疗程一般为 5 ~ 7 日，因此治疗后无症状者且复查转阴后，下次月经周期便可怀孕。如果症状持续或反复者，仍需后续再治疗，转阴后下个月经周期可怀孕。

真菌性阴道炎分为两种，有单纯性和复杂性之分，对于单纯性真菌性阴道炎，用药时间短，在复查转阴后下个月经周期可怀孕。而复杂性阴道炎的治疗又分为初始治疗和巩固治疗，初始治疗需要 7 ~ 14 日，巩固治疗需要 6 个月，期间需在初始治疗、1 个月、3 个月、6 个月各随访一次，确认转阴后才能怀孕。

滴虫阴道炎由于患者再感染率很高，并且容易在月经结束后复发，所以重点是找到感染源，并且夫妻双方共同治疗。因此，对于患有滴虫阴道炎的性活跃女性，在最初感染 3 个月后重新进行筛查，如 3 个月经周期每次复查均为阴性，则可以怀孕。

 ## 来月经能服用中药吗

来月经是否可以服用中药不能一概而论，要根据中药的四气五味进行判定。月经期（即行经期）是女性血海充盈而溢下的时期，此时需要用药物活血调经，推动气血的运行，顺势而为，使

经血通畅,但是不能应用大量清热解毒的寒凉药物,以免妨碍血行;当患有妇科炎症时,辨证属于湿热蕴结所致的经期延长或经间期出血,那么清热利湿、凉血止血的中药就是可以服用的。具体情况医生会根据患者辨证使用药物。

洗洗更健康,是真的吗

实际并不是洗洗更健康,有的时候洗洗可能会使阴道炎症加重。因为阴道并不是一个无菌的环境,它是偏酸性的,本身就有很多的菌群,其中的优势菌为乳酸杆菌,当有致病微生物入侵时,它能够抑制和杀灭致病微生物。如果使用各种阴道清洁剂、酸碱溶液来清洗阴道,就会破坏阴道的酸性环境,打破阴道的生态平衡,使得乳酸杆菌也不再是优势菌了,而有害细菌过度繁殖,可能导致细菌性阴道病、真菌性阴道炎等疾病,因此不要轻易相信洗洗更健康,更不要在自己没什么炎症的情况下去购买来洗外阴,这样可能本身没有阴道炎结果还洗出了阴道炎。

女性该如何做好子宫颈癌筛查呢

美国预防服务工作组 2018 年《宫颈癌筛查》指南指出:子宫颈癌的起始筛查年龄为 21 岁,年龄 < 21 岁女性,无论是否有性生活或其他危险因素,均不纳入子宫颈癌筛查项目。21 ~ 29 岁女性推荐每 3 年一次单纯子宫颈细胞学筛查。30 ~ 65 岁女性,可以选择每 3 年行 1 次单纯子宫颈细胞学筛查,每 5 年行 1 次单纯高危型人乳头瘤病毒(hrHPV)检测;也可以选择每 5 年进行 1 次 hrHPV 联合子宫颈细胞学筛查。对于年龄 > 65 岁女性,近 10 年有连续 3 次子宫颈细胞学阴性或连续 2 次联合筛查阴性且末次筛查在近 5 年内,可停止筛查。

子宫颈癌筛查会疼吗

子宫颈癌筛查包括 HPV、TCT、阴道镜活检三项内容,子宫颈癌筛查只需要由医生从阴道放入检查的阴道窥器,轻轻地用一个小刷子在子宫颈表面取一些细胞去化验,这个过程大约几分钟,没有什么明显的感觉,更没有什么伤口,马上可以下地活动。只是不能在月经期间检查,同时检查前最好不要有阴道塞药和性生活,可能个别人在取子宫颈样本后会有少许阴道血性分泌物,不用担心,过几天就会恢复的。

阴道炎用了 3 天药,几乎不怎么痒了,没什么不舒服的,抗生素我不想吃了可以吗

阴道炎可以根据感染的病原体进行分类,常见的有滴虫、念珠菌、细菌或混合感染等。不管何种病原体感染,用药治疗都需要用够天数,再巩固足够疗程。

有一些患者,用药两三天,症状消失了,想着抗菌药不能多用,就自己停药。却不知道这样恰恰给了相对耐药的病菌生长机会,敏感的病菌死的差不多了,没有竞争对手,耐药病菌就开始疯狂生长,夜夜笙歌。

下次再发病,就没那么容易灭菌了。要治就治到底!

阴道炎用药的天数和巩固疗程都是根据病原体特点制订的,这样才能达到彻底治疗的目的。用够天数,症状治愈之后,一般建议连着用 2 周,月经干净后复查,必要时还需要用药巩固治疗。

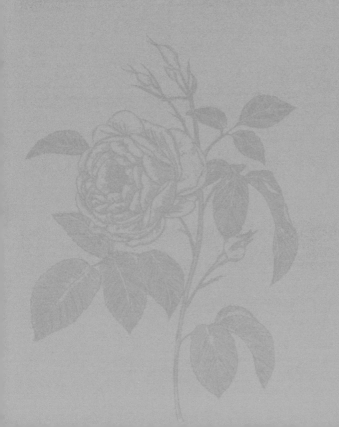

55检

图书在版编目（CIP）数据

这本书帮你远离妇科炎症/徐莲薇主编. — 北京：
人民卫生出版社，2022.1

ISBN 978-7-117-32302-4

Ⅰ. ①这⋯　Ⅱ. ①徐⋯　Ⅲ. ①妇科病－炎症－防治
Ⅳ. ① R711.3

中国版本图书馆 CIP 数据核字（2021）第 220737 号

人卫智网	www.ipmph.com	医学教育、学术、考试、健康， 购书智慧智能综合服务平台
人卫官网	www.pmph.com	人卫官方资讯发布平台

这本书帮你远离妇科炎症
Zhebenshu Bangni Yuanli Fukeyanzheng

主　　编：徐莲薇
出版发行：人民卫生出版社（中继线 010-59780011）
地　　址：北京市朝阳区潘家园南里 19 号
邮　　编：100021
E - mail：pmph @ pmph.com
购书热线：010-59787592　010-59787584　010-65264830
印　　刷：北京顶佳世纪印刷有限公司
经　　销：新华书店
开　　本：787×1092　1/32　　印张：10
字　　数：259 千字
版　　次：2022 年 1 月第 1 版
印　　次：2022 年 2 月第 1 次印刷
标准书号：ISBN 978-7-117-32302-4
定　　价：48.00 元

打击盗版举报电话：010-59787491　E-mail：WQ @ pmph.com
质量问题联系电话：010-59787234　E-mail：zhiliang @ pmph.com

这本书**帮你**

远离妇科炎症

主 审 肖承悰

主 编 徐莲薇

副主编 丛 超

编 者（按姓氏汉语拼音音序排列）

丛 超 王月娇 肖 珊

徐莲薇 张 玥

插 图 闵 洁

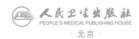

人民卫生出版社

PEOPLE'S MEDICAL PUBLISHING HOUSE

·北京·